Arshi Khan
Donepudi Nandakishore
Saubhagya Agarwal

Lesão do nervo na cirurgia oral e maxilofacial

Arshi Khan
Donepudi Nandakishore
Saubhagya Agarwal

Lesão do nervo na cirurgia oral e maxilofacial

ScienciaScripts

Imprint
Any brand names and product names mentioned in this book are subject to trademark, brand or patent protection and are trademarks or registered trademarks of their respective holders. The use of brand names, product names, common names, trade names, product descriptions etc. even without a particular marking in this work is in no way to be construed to mean that such names may be regarded as unrestricted in respect of trademark and brand protection legislation and could thus be used by anyone.

Cover image: www.ingimage.com

This book is a translation from the original published under ISBN 978-620-7-47663-3.

Publisher:
Sciencia Scripts
is a trademark of
Dodo Books Indian Ocean Ltd. and OmniScriptum S.R.L publishing group

120 High Road, East Finchley, London, N2 9ED, United Kingdom
Str. Armeneasca 28/1, office 1, Chisinau MD-2012, Republic of Moldova, Europe
Printed at: see last page
ISBN: 978-620-7-52009-1

ÍNDICE

INTRODUÇÃO

O neurónio ou célula nervosa é definido como a unidade estrutural e funcional do sistema nervoso. O neurónio é semelhante a qualquer outra célula do corpo, tendo um núcleo e todos os organelos no citoplasma. No entanto, difere das outras células de duas formas:

1. O neurónio tem ramos ou processos chamados axónio e dendritos

2. O neurónio não tem centrossomas. Por isso, não pode sofrer divisão.

A inervação sensorial periférica da região oro-facial pode ser lesada por cirurgiões orais e maxilofaciais em procedimentos dentários gerais (injecções de anestésicos locais, extração de 3rd molares, osteotomias mandibulares, implantes dentários, procedimentos endodônticos e cirurgia pré-protésica), traumatismos (fracturas faciais) ou secundária a destruição e tratamento patológico (carcinoma espinocelular oral, ressecção). O objetivo dos cirurgiões no tratamento de doentes com lesões nervosas deve ser o desenvolvimento de uma metodologia que melhore um ou mais dos processos que permitem que um nervo periférico volte a crescer e a funcionar.

O tronco nervoso é composto por 4 bainhas de tecido conjuntivo (1) mesoneuro - suspende o tronco nervoso nos tecidos moles. (2) epineuro - envolve todo o tronco nervoso e impede-o de sofrer tensões mecânicas. (3) perineuro - envolve os axónios (4) endoneuro - as fibras nervosas individuais e as suas células de Schwann são envolvidas pelo endoneuro. A fibra nervosa é composta por axónio, células de Schwann e bainha de mielina na fibra nervosa mielinizada. As fibras alfa são as maiores fibras mielinizadas, com uma velocidade de condução de 70-120 m/s. As fibras beta são o axónio mielinizado seguinte, com uma velocidade de condução de 30-70 m/s, responsável pela sensibilidade ao tato. As fibras delta são as fibras mielinizadas mais pequenas, com uma velocidade de condução de 0,5-2 m/s, responsáveis pela dor lenta e secundária. As células de Schwann são essenciais para a sobrevivência do axónio, quer seja mielinizado ou não mielinizado.

GRAUS DE LESÃO -

Sunderland classificou a lesão das fibras nervosas em cinco categorias, consoante a ordem de gravidade[1] . **PRIMEIRO GRAU - A** lesão de primeiro grau é o tipo mais comum de lesão dos nervos. É causada pela aplicação de pressão sobre um nervo durante um curto período de tempo, levando à oclusão do fluxo sanguíneo e à hipoxia. No primeiro grau de lesão, o axónio não é destruído, mas ocorre uma desmielinização ligeira. Não se trata de uma verdadeira degenerescência. O axónio perde temporariamente a sua função durante um curto período de tempo, o que se designa por bloqueio da condução. A função regressa no espaço de algumas horas a algumas semanas. O primeiro grau de lesão é designado por neuropraxia de Seddon. **(2) SEGUNDO GRAU -** O segundo grau deve-se a uma pressão severa prolongada, que provoca uma degenerescência walleriana. No entanto, o endoneuro está intacto. A reparação e o restabelecimento da função demoram cerca de 18 meses. O segundo grau de lesão é chamado de axonotmese. **TERCEIRO GRAU** - Neste caso, o endoneuro é interrompido. O epineuro e o perineuro estão intactos. Após a degeneração, a recuperação é lenta e fraca ou incompleta. O terceiro, quarto e quinto graus de lesão são chamados de neurotmese.

 CRITÉRIOS PARA A REGENERAÇÃO - A regeneração só é possível se a fibra nervosa degenerada cumprir determinados critérios: 1. O espaço entre as extremidades cortadas do nervo não deve exceder 3 mm 2. O neurilema deve estar presente; como o neurilema está ausente no SNC, a regeneração do nervo não ocorre no SNC 3. O núcleo deve estar intacto; se estiver extrudido do corpo da célula nervosa, o nervo está atrofiado e a regeneração não ocorre 4. As duas extremidades cortadas devem permanecer na mesma linha. [rdthth] A regeneração não ocorre se uma das extremidades for afastada. Quando o nervo é lesionado, o neurónio sofre alterações hipertróficas que começam no 3º ou 4º dia após a lesão e atingem o seu pico entre o 10º e o 20º dia. O conteúdo total de ARN da célula aumenta à medida que a célula aumenta de tamanho, o ARN migra para o bordo exterior da célula e divide-se em partículas mais pequenas.

O neurónio está a iniciar um estado proteossintético anabólico que se mantém enquanto houver esforços de regeneração.

Existem algumas terminologias relacionadas com a lesão nervosa. (1) Alodinia - dor devida a um estímulo que normalmente não provoca dor. (2) Analgesia - ausência de dor em resposta a um estímulo que normalmente seria doloroso. (3) Anestesia - ausência de qualquer sensação em resposta a um estímulo que normalmente seria doloroso. (4) Anestesia dolorosa - dor numa área ou região que é anestésica. (5) Causalgia - dor em queimação, alodinia e hiperpatia após lesão parcial do nervo. (6) Disestesia - sensação desagradável (geralmente dolorosa), anormal, espontânea ou evocada; casos especiais de disestesia incluem hiperalgesia e alodinia. (7) Hiperestesia - aumento da sensibilidade à estimulação, excluindo os sentidos especiais. (8) Hiperalgesia - Síndrome doloroso caracterizado por um aumento da reação a um estímulo, especialmente a um estímulo repetitivo, bem como por um aumento do limiar.

Ao tratar uma lesão nervosa, o primeiro passo é classificar a lesão como observada ou não observada. O tratamento da lesão observada pode ser iniciado imediatamente, ao passo que a lesão não observada pode ter de ser monitorizada durante um período de tempo antes de se iniciar o tratamento definitivo. O tempo de reparação do nervo pode ser classificado como primário, primário retardado ou secundário. A reparação primária do nervo é concluída na hora seguinte à lesão, enquanto a reparação primária retardada demora 14-21 dias e a reparação secundária demora mais de 3 semanas após a cirurgia.

O prognóstico da lesão nervosa depende do estado do nervo, da sensibilidade da lesão nervosa e do local da lesão. Um nervo intraósseo com um canal bem alinhado e aproximado tem mais probabilidades de recuperar do que um nervo extra-ósseo, devido à proteção proporcionada pelo canal. Podem ter um mau prognóstico de recuperação espontânea.

1.Nogueria et al (2007) realizaram um estudo longitudinal de uma série de casos em que foi observada lesão do nervo facial após cirurgia para tratamento de anquilose temporomandibular. A amostra foi composta por 13 pacientes, de ambos os sexos, nos quais foram realizadas 18 abordagens cirúrgicas. A avaliação pós-operatória da função motora do nervo facial foi efectuada de acordo com o sistema de classificação de House-Brackmann. Todos os pacientes foram

e três meses. Os resultados mostraram que a lesão do nervo facial ocorreu em 31% dos casos. Observou-se um aumento da frequência de lesão do nervo nos casos em que foi utilizada a técnica de artroplastia interposicional, bem como o facto de 75% dos doentes terem sido submetidos a pelo menos uma intervenção cirúrgica antes do estudo. Após três meses, todos os pacientes apresentavam função normal do nervo facial. O autor chegou à conclusão de que a frequência de lesão do nervo facial está relacionada ao grau de dificuldade da cirurgia determinado pelo tipo de anquilose. As lesões nervosas mostraram ser de carácter temporário, a distribuição dos doentes de acordo com o sexo, a abordagem cirúrgica e a presença de lesão do nervo facial. Cinco casos de anquilose são observados no sexo masculino e oito no sexo feminino. Observa-se que quatro desses 13 pacientes (31%) apresentaram sinais de lesão do nervo facial, o que corresponde a 22% das 18 articulações operadas. Os diferentes tipos de técnicas cirúrgicas empregadas e sua correlação com a presença de lesão do nervo facial, que se mostra predominante nos casos operados pela técnica de artroplastia interposicional.

2. Baqain et al (2009) realizou um estudo de coorte prospetivo para avaliar a morbidade do nervo lingual durante cirurgias de terceiros molares inferiores. O objetivo deste estudo foi estimar a frequência do comprometimento do nervo lingual no pós-operatório e também identificar potenciais indicadores de risco. Para este estudo, o autor levou 321 indivíduos. A prevalência de hipoestesia temporária do nervo lingual foi de 2,5% e todos os 11 casos foram resolvidos no prazo de 6 meses. Os factores que previram a lesão do nervo lingual foram a angulação horizontal e mesioangular do dente, a remoção do osso, a secção do dente, operações mais longas, retracções do retalho lingual e hemorragia no alvéolo. O autor concluiu que a utilização cuidadosa da retração lingual em casos seleccionados pode ser responsável pela proteção contra danos permanentes no nervo.

3. Rizzo et al (2009) efectuou um estudo sobre as lesões nervosas resultantes da cirurgia oral e as implicações médico-legais. Para o seu estudo, considerou dois casos de litígio jurídico na sequência de lesões do nervo alveolar inferior após a cirurgia de implantes. Este acontecimento insere-se no grupo das lesões iatrogénicas e pode dar origem a litígios médicos. Na prática cirúrgica oral, a colocação de implantes e a extração de terceiros molares são muito frequentes e a presença de condições anatómicas peculiares ou a ocorrência de erros técnicos podem conduzir a lesões nos nervos alveolar inferior e lingual, o que pode levar tanto às alterações fisiológicas que se seguem como às implicações médicas e legais que podem surgir. As lesões podem ser transitórias ou permanentes, pelo que concluiu que o operador deve analisar cuidadosamente o caso, com uma avaliação pré-operatória que inclua precisamente os pormenores da anatomia do doente, sendo recomendada a OPG e a TAC. Por fim, uma boa segurança permite ao cirurgião lidar calmamente com os pedidos de indemnização resultantes de uma lesão. A consciência de ter feito tudo o que era possível para evitar a ocorrência de complicações antes e para melhorar a recuperação após o tratamento cirúrgico também pode ajudar o cirurgião a lidar confortavelmente com qualquer ação judicial.

4. K. Prabhu et al (2012) realizaram um estudo sobre a avaliação da função do nervo facial após abordagens cirúrgicas de traumatismos maxilofaciais. O objetivo do seu estudo era comunicar lesões do nervo facial após traumatismos maxilofaciais tratados com métodos cirúrgicos extra-orais. O grau e o tipo de lesão foram classificados e medidos utilizando o sistema de classificação do nervo facial de House-Brackmann (HBFNGS). A amostra consistiu em cem casos consecutivos de diferentes lesões maxilofaciais tratadas com técnicas cirúrgicas extra-orais. Foram utilizadas várias técnicas cirúrgicas, incluindo as abordagens coronal, pré-auricular, endaural, retromandibular e submandibular, bem como as suas alterações, de acordo com a localização anatómica da fratura e o nível de acessibilidade necessário para a redução e fixação. A função do nervo facial de cada paciente foi avaliada antes e 24 horas após a cirurgia. O HBFNGS também foi utilizado para avaliar os pacientes que apresentaram lesão cirúrgica do nervo facial nas 24 horas, 1 semana, 1 mês, 3 meses e 6 meses. Dos 100 pacientes, onze apresentavam comprometimento do ramo temporofacial e seis do ramo cervicofacial. Foram necessários três a quatro meses para a cicatrização completa dos ramos temporofaciais e cinco a seis meses para os ramos cervicofaciais. Concluíram que diferentes técnicas cirúrgicas para trauma maxilofacial estavam associadas a uma maior incidência de lesão do nervo facial. Todos os casos de lesão do nervo facial foram considerados transitórios, mas os ramos cervicofaciais necessitaram de mais tempo para cicatrizar. Também é necessário padronizar a notificação da cicatrização do nervo facial.

5. Fernandez et al (2014) referiu-se à lesão do nervo lingual após a remoção do terceiro molar e também à atrofia unilateral das papilas fungiformes. A dor e as alterações sensoriais devidas à lesão do nervo lingual são uma das alterações mais comuns que se seguem à remoção cirúrgica do terceiro molar. Geralmente são transitórias, mas outras complicações menos comuns, como a atrofia das papilas fungiformes, têm prognóstico incerto. Relatou o caso de uma mulher de 34 anos que apresentou uma atrofia lingual unilateral das papilas fungiformes após a extração do terceiro molar, acompanhada de disestesia grave que alterou significativamente a sua vida diária durante os meses seguintes, e como esta complicação evoluiu ao longo do tempo. Realizou uma revisão da literatura sobre os diferentes factores que podem levar a uma lesão do nervo lingual. A evolução clínica das lesões somatossensitivas temporárias e permanentes é um facto importante a ter em consideração durante o tratamento pós-operatório, pois irá indicar o prognóstico da lesão. O autor concluiu que a lesão do nervo lingual após a remoção do terceiro molar é uma complicação importante a ser considerada antes de submeter o paciente à intervenção, devido à sua notável incidência, à sua causa imprevisível e ao significativo desconforto que pode gerar. Dependendo da gravidade ou cronicidade da lesão, a vida quotidiana pode ser consideravelmente alterada. Por conseguinte, é fundamental conhecer os diferentes factores de risco envolvidos, a fim de minimizar os possíveis danos e informar pormenorizadamente o doente antes da cirurgia para evitar problemas médico-legais.

6. Gupta et al (2015) discutiram o caso de hematoma como uma complicação durante a administração do bloqueio do nervo alveolar superior posterior. A administração de anestesia é necessária para prevenir a dor numa área específica da cavidade oral, o que é conseguido bloqueando os ramos do nervo trigémeo. O bloqueio do PSA é mais frequentemente utilizado para procedimentos cirúrgicos, extração ou tratamento do canal radicular dos molares superiores (exceto a cúspide mesiovestibular do primeiro molar superior) e tecidos moles bucais. A injeção de AL é segura, mas pode ocorrer uma complicação rara de formação de hematoma extra-oral na região vestibular inferior da mandíbula devido à inserção da agulha muito posteriormente no plexo de veias pterigóides, na artéria maxilar - artéria alveolar superior posterior e na artéria facial, o que é esteticamente desagradável para o doente e bastante embaraçoso para o dentista. Assim, concluiu que o conhecimento desta possível complicação por parte do dentista e a informação prévia ao doente sobre a mesma antes da injeção de anestesia local é muito importante, o que ajuda o doente a não perder a confiança no administrador. O inchaço e a descoloração desaparecem normalmente em 10-15 dias.

7. Y. R. shahana (2015) referiu-se à lesão do nervo lingual durante a extração do terceiro molar, que foi predominante em todos os casos. A lesão do nervo lingual é uma complicação grave que pode surgir durante a realização de várias cirurgias orais e maxilofaciais. O nervo lingual é um ramo da divisão mandibular do nervo trigémeo que fornece a inervação sensorial à língua. A lesão do nervo lingual é uma complicação comum após os procedimentos dentários. A apresentação clínica da lesão do nervo lingual, a sua epidemiologia, os factores predisponentes e a anatomia são explorados numa tentativa de identificar os pacientes em risco de desenvolver dor. Os métodos alternativos utilizados para extrair o dente sem causar qualquer dano e a associação com a classificação anatómica, dentária e adequada determinarão, em última análise, o potencial de lesão do nervo. Os estudos anatómicos têm contribuído para uma previsão sucinta do trajeto do nervo lingual. Os terceiros molares são geralmente os que apresentam mais complicações durante a remoção dos terceiros molares, devido à sua associação anatómica. Assim, a revisão acima apresentada dá uma visão anatómica do nervo lingual e dos métodos cirúrgicos alternativos, bem como uma melhor compreensão da classificação do tipo de lesão. Além disso, o estudo sugere um modelo de visão tridimensional do nervo lingual na área do terceiro molar, que não foi descrito na literatura, o que ajudaria a visualizar a posição do nervo lingual em vários planos. Além disso, os potenciais factores que predizem o curso do nervo lingual poderiam ser avaliados utilizando o modelo. Tal ferramenta de diagnóstico ajudaria na estratificação de risco para o nervo lingual durante a cirurgia do terceiro molar. Embora bastante rara, a lesão do nervo lingual resulta numa variedade de apresentações clínicas[1]. Os pacientes com danos no nervo lingual não têm problemas em adaptar-se à mudança, mas em alguns causa irritação. Não parece haver qualquer alteração específica exclusiva do nervo lingual para além da localização anatómica.

8. Anyanechi et al (2015) efectuou um estudo prospetivo para determinar a morbilidade do nervo após a cirurgia do terceiro molar inferior. As extracções cirúrgicas de terceiros molares inferiores impactados estão por vezes associadas à morbilidade do nervo. O seu estudo consistiu numa investigação de duas coortes de pacientes com uma duração de quatro anos. O tamanho da amostra foi composto por 212 indivíduos, constituídos por 28 pacientes que tinham os seus terceiros molares impactados em contacto próximo com o canal alveolar inferior e 184 pacientes que não tinham os seus molares em contacto. As variáveis preditoras foram a idade, o sexo, o tipo de impacção, as indicações para a extração, o índice de dificuldade e a duração da cirurgia. A variável de resultado foi o desenvolvimento de complicação(ões) neuro-sensorial(is) após o tratamento. Foram calculadas estatísticas descritivas e bivariadas e o valor de P foi fixado em 0,05. Nos resultados, não houve relação significativa entre as variáveis preditoras nos dois grupos. Os resultados mostraram que 6/212 (2,8%) doentes se queixaram de dormência do lábio inferior ipsilateral e de parte da bochecha. Destes, 4/28 (14,3%) foram naqueles que tiveram seus molares em contato próximo com o canal alveolar inferior, enquanto 2/184 (1,1%) foram casos que não fizeram contato. Não ocorreu nenhuma complicação relacionada ao nervo lingual. Com base nos dados acima referidos, concluiu que a morbilidade do nervo ocorreu após a cirurgia do terceiro molar e a incidência é mais comum nos casos em que o terceiro molar entrou em contacto com o canal alveolar inferior

9. Samad abduljaleel azad (2016) efectuou o seu estudo sobre a proximidade do nervo lingual em relação à cortical lingual do terceiro molar inferior posterior. Eles afirmam que isso é clinicamente importante porque o nervo lingual pode ser submetido a trauma durante a remoção cirúrgica do terceiro molar inferior impactado. Este estudo prospetivo teve como objetivo avaliar a incidência de parestesia do nervo lingual após a remoção cirúrgica do terceiro molar inferior. Foram operados 116 terceiros molares inferiores, sob anestesia local, em 116 pacientes para a remoção dos dentes inferiores, utilizando a incisão de Terence Ward em todos os casos e, em seguida, o retalho vestibular foi refletido, os tecidos linguais foram retraídos durante a remoção óssea com um elevador periosteal. A perturbação sensorial foi avaliada no sétimo dia de pós-operatório através de um questionário padrão aos pacientes: "Tem alguma sensação invulgar na sua língua, gengiva lingual e mucosa do pavimento da boca?" Concluiu que um doente sofreu uma perturbação sensorial, a incidência de parestesia do nervo lingual foi de 0,9% como perturbação sensorial transitória, enquanto nenhum doente sofreu uma perturbação sensorial permanente. A incidência de lesão do nervo lingual pode ser minimizada através de uma avaliação clínica cuidadosa, da experiência do cirurgião, da abordagem cirúrgica e do conhecimento dos pontos de referência anatómicos durante a remoção cirúrgica de um terceiro molar inferior impactado. Palavras-chave: Terceiro molar inferior impactado; Parestesia do nervo lingual.

10. Khan et al (2016) Determinar a incidência de lesão do nervo lingual e correlacionar os vários factores associados à parestesia do nervo lingual durante a cirurgia do terceiro molar. Um estudo transversal foi realizado em pacientes durante 24 meses. Foi realizada uma auditoria prospetiva e a incidência de parestesia foi documentada à medida que os pacientes eram tratados por diferentes consultores, registadores especializados e funcionários da casa. O autor avaliou um total de 250 pacientes. Destes, dois pacientes relataram parestesia do nervo lingual que era temporária e um paciente relatou parestesia permanente do nervo lingual. Não houve relato de nenhum paciente com parestesia temporária e permanente do nervo alveolar inferior.   Concluiu-se que os factores que levam à parestesia temporária ou permanente são, na verdade, a dificuldade de extração. Outros parâmetros como a antiguidade do operador, a idade e a condição médica do paciente, o género, o nível de impactação, o tipo de retalho e o lado do dente em relação à mão do operador tiveram um efeito mínimo no resultado.

11. Hrishi et al (2016) referiu que a técnica de injeção alveolar superior posterior (PSA) aplica o agente anestésico local na superfície posterior do maxilar, visando o ramo alveolar superior posterior do nervo maxilar. Este bloqueio do nervo anestesia os molares superiores do respetivo lado, o osso e os tecidos moles que cobrem estes dentes. Esta técnica, quando administrada corretamente, proporciona anestesia completa nas regiões pretendidas e também reduz o número de injecções administradas, mas a presença do plexo venoso pterigóideo e do ramo alveolar superior posterior da artéria maxilar na área de administração apresenta o risco de complicações durante a administração. Neste artigo, o autor descreve o caso de um hematoma invulgar que ocorreu após a administração do nervo alveolar superior posterior. Apresenta-se aqui um caso de hematoma invulgar após o bloqueio do nervo alveolar superior posterior. Várias complicações podem resultar de um bloqueio do nervo PSA colocado incorretamente. A complicação mais comum é um hematoma devido à lesão dos vasos sanguíneos na fossa infratemporal. Outras complicações, embora pouco frequentes, são a paralisia temporária de Bell, a diplopia transitória e a cegueira temporária devido ao envolvimento dos nervos. Para evitar as complicações, deve ser seguido um protocolo rigoroso para a administração do bloqueio do nervo alveolar superior posterior. A agulha deve ser avançada aproximadamente. 15 mm no seguinte plano x-y-z ao mesmo tempo para atingir o nervo PSA ao longo da superfície posterior do maxilar: medialmente, superiormente e posteriormente num ângulo de 45 graus em relação ao plano oclusal do maxilar. São recomendadas agulhas curtas ou curvas para uma injeção de PSA. A técnica de injeção deve ser modificada com base em considerações anatómicas do doente, tendo em conta a possibilidade de complicações associadas. As infiltrações vestibulares do nervo PSA podem ser utilizadas como substituto do efeito.

12. Hrishi et al (2017) fez um estudo para descartar a possível complicação do bloqueio de PSA e como ela poderia ser resolvida. então ele pegou uma paciente do sexo feminino que tem molares superiores grosseiramente cariados, para isso ele deu injeção de PSA que fornece agente anestésico local na superfície posterior da maxila, visando o ramo PSA do nervo maxilar. Esta técnica, quando administrada corretamente, proporciona uma anestesia completa na região pretendida e também reduz o número de injecções administradas, mas a presença do ramo PSA do plexo venoso pterigóideo do nervo maxilar apresenta um risco de complicações. As complicações mais comuns são o hematoma devido à lesão de um vaso sanguíneo na fossa infra-temporal. Outras complicações, embora pouco frequentes, são a paralisia temporária dos sinos, a diplopia transitória e a cegueira temporária, pelo que o autor concluiu que, para evitar complicações, o protocolo rigoroso de PSA seguido é a infiltração bucal do nervo PSA, que pode ser utilizada como um substituto eficaz.

13. Moin et al (2018) falou sobre a lesão do nervo facial em abordagens da articulação temporomandibular. A paralisia facial pode ser uma consequência devastadora resultante de traumas contundentes e penetrantes na cabeça e no pescoço, bem como de lesões cirúrgicas, acidentais ou devido ao envolvimento por tumor. A etiologia pode ser atribuída a uma variedade de outras causas, variando de infecciosas a metabólicas e é frequentemente de natureza idiopática. A incidência de lesões do nervo facial durante as cirurgias da articulação temporomandibular (ATM) varia consoante os cirurgiões. São muitos os factores que podem contribuir para a lesão dos ramos temporal e zigomático do nervo facial, que se encontram na confluência da fáscia superficial, da fáscia temporal e do periósteo e podem ser lesados por qualquer técnica de dissecção que tente violar a integridade destas regiões. A retração excessiva ou pesada causa compressão e/ou estiramento das fibras nervosas, resultando em neuropraxia. O nervo facial entra então na glândula parótida, onde o tronco principal se ramifica em divisões superiores e inferiores na pata anserina. O nervo divide-se ainda em cinco ramos principais: o temporal, o zigomático, o bucal, o mandibular marginal e o cervical. O ramo temporal encontra-se no sistema aponeurótico muscular superficial ao nível do arco zigomático. Neste estudo, o autor avaliou a função do nervo facial com base no índice de classificação de HOUSE - BRACKMANN após a abordagem pré-auricular para o tratamento de fraturas condilares, patologias e casos de anquilose da ATM. A lesão pós-operatória do nervo facial é uma complicação multifatorial, de natureza transitória e que não depende apenas da abordagem cirúrgica. Outros factores que contribuem para esta complicação são o tipo de cirurgia, as dificuldades cirúrgicas encontradas, a duração da cirurgia e a cirurgia prévia da articulação. Todos estes factores desempenham um papel importante na lesão pós-operatória do nervo facial. O tempo necessário para a recuperação da função motora variou entre 1 e 6 meses entre vários autores. No presente estudo, a quantidade máxima de recuperação ocorreu aos 1-3 meses e aos 6 meses de pós-operatório. Todos os pacientes apresentaram recuperação da função motora normal do nervo.

14. Kim et al (2018) efectuou o seu estudo sobre um caso de lesão bilateral do nervo lingual após intubação orotraqueal. As lesões nervosas associadas ao uso de dispositivos de manipulação das vias aéreas, como vias aéreas orofaríngeas com balão, máscara laríngea ou laringoscópios difíceis, são uma complicação cirúrgica rara, mas ocorrem. Neste caso, o autor apresenta um caso de uma mulher de 61 anos submetida a redução aberta e fixação interna de uma fratura do rádio distal esquerdo. A anestesia foi mantida inicialmente e não se registaram eventos adversos durante a manutenção da anestesia. No final da cirurgia, a extubação traqueal foi efectuada quando a doente abriu os olhos e respondeu aos comandos verbais. Uma hora após a cirurgia, a doente referiu parestesia na língua e perda do paladar nos dois terços anteriores da língua.

Após consulta com um cirurgião otorrinolaringologista, foi diagnosticada lesão bilateral do nervo lingual. Por conseguinte, foi administrada dexametasona 10 mg por via intravenosa diariamente durante 3 dias. Cerca de 12 horas após a administração de dexametasona, a gravidade da parestesia foi reduzida para 1 na escala VAS. Após 3 dias de tratamento, foi observada a recuperação da parestesia e da perda do paladar. Em conclusão, a lesão do nervo lingual após a entubação orotraqueal é rara, mas pode causar irritação nos doentes. O tratamento precoce com dexametasona ajudou eficazmente a recuperação do nervo lingual lesado.

15.Leung yan yiu (2019) A lesão do nervo trigémeo em consequência da cirurgia do terceiro molar inferior é uma complicação notória e pode afetar o paciente a longo prazo. A lesão do nervo alveolar inferior (IAN) e do nervo lingual (LN) resulta em diferentes graus de défice neurosensorial e também noutros sintomas neurológicos. Os efeitos a longo prazo podem incluir perda sensorial persistente, dor crónica e depressão. É crucial compreender a fisiopatologia da lesão nervosa causada pela cirurgia do terceiro molar inferior. A cirurgia continua a ser o tratamento mais promissor nas lesões nervosas moderadas a graves. Existem limitações nos métodos de tratamento actuais e a recuperação total não é normalmente possível. É preferível prevenir a lesão nervosa do que tratá-la com resultados imprevisíveis. A coronectomia demonstrou ser eficaz na redução da lesão do NIA e tem uma morbilidade mínima a longo prazo. Novas tecnologias, como o papel da eritropoietina e a terapia com células estaminais, estão a ser investigadas para a neuroprotecção e a regeneração neural. São necessários avanços na investigação básica e translacional para melhorar os resultados clínicos das actuais modalidades de tratamento da lesão nervosa relacionada com a cirurgia do terceiro molar.

16. Tojyo et al. (2019) tentaram realizar um estudo retrospetivo para investigar a etiologia e determinar o risco de lesões iatrogénicas graves do nervo lingual na remoção do terceiro molar mandibular. Ele pegou 2 grupos de 958 mulheres e 24 homens, que haviam sido submetidos a reparo microcirúrgico de lesão do nervo lingual. Os dados recolhidos foram a idade, o sexo, o lado da lesão do nervo, o tipo de impactação, o rácio de lesão do nervo lingual. Os dados do grupo foram comparados com o rácio dos respectivos dados para o grupo de controlo. A taxa de pacientes do sexo feminino com lesão iatrogénica do nervo lingual foi significativamente superior à do grupo de controlo. Assim, o autor concluiu que a impactação distoangular aumentou significativamente o risco de lesão grave do nervo lingual na remoção do terceiro molar mandibular. Os pacientes do sexo feminino na faixa etária dos 30, 40 e 50 anos podem estar em maior risco de lesão grave do nervo lingual. Assim, concluiu que a lesão do nervo relacionada com a cirurgia do terceiro molar é uma complicação potencialmente problemática que causa perturbações sensoriais, dor crónica e impactos psicológicos negativos no indivíduo afetado. As modalidades de tratamento actuais podem melhorar os sintomas da lesão nervosa, mas podem não conseguir uma recuperação completa. A prevenção da lesão nervosa causada pela cirurgia do terceiro molar é importante. A coronectomia como alternativa em casos de alto risco de NIA provou ser eficaz e segura a longo prazo. A estratégia de tratamento do terceiro molar assintomático deve ser considerada numa abordagem caso a caso, tendo em conta que a idade avançada é um fator de risco de lesão nervosa. A ciência básica e a investigação translacional permitem ultrapassar as actuais limitações da prática clínica. O papel das novas terapêuticas e da terapia com células estaminais pode trazer esperança de melhorar os resultados do tratamento da lesão do nervo trigémeo.

17.Ege et al (2019) apresentou um caso de parestesia do nervo alveolar inferior devido a cisto radicular. o cisto radicular é visto principalmente em homens e entre a terceira e a sexta década de vida. esse cisto tende a crescer lentamente, pode ser visto em todas as regiões da mandíbula, mas é mais frequentemente observado na região anterior da maxila. a lesão geralmente é pequena em tamanho e assintomática também pode estar presente na mandíbula por um longo tempo sem aviso prévio, a menos que estejam infectadas. Assim, o autor concluiu que a extração cirúrgica do dente em questão e a excisão e curetagem (enucleação) sob AL (2 ml de articaína a 4% com epinefrina 1:100000) para o bloqueio dos nervos alveolar inferior e bucal podem ser realizadas com precaução, de modo a não danificar o nervo, pelo que será útil serem tratadas quando forem diagnosticadas.

18. Leung yiu yan (2019) discutiu sobre o manejo e a prevenção da lesão do nervo trigêmeo relacionada à cirurgia do terceiro molar, a lesão do TGN como consequência da cirurgia do terceiro molar inferior é uma complicação notória e pode afetar o paciente a longo prazo, podendo incluir perda sensorial persistente, dor crônica e depressão. a cirurgia continua sendo o tratamento mais promissor em lesões nervosas moderadas a graves. é melhor prevenir a lesão nervosa do que tratar com resultados imprevisíveis. a coronectomia provou ser eficaz na redução da lesão do IAN e carrega morbidade mínima a longo prazo. Assim, chegou à conclusão de que as novas tecnologias, como o papel da eritropoietina e a terapia com células estaminais, estão a ser investigadas para a neuroprotecção e a regeneração neural e que a coronectomia pode ser utilizada como alternativa em casos de alto risco de NIA, tendo-se revelado eficaz e segura a longo prazo.

19. Shah et al (2019) fez um estudo retrospetivo de três anos para analisar e avaliar a taxa de prevalência de lesão do nervo mental em pacientes com fraturas faciais que são tratados de forma conservadora ou redução aberta e método de fixação interna durante os últimos três anos.As fracturas que ocorrem na região da para-sínfise resultam frequentemente em lesão do nervo mental, devido à qual se pode observar anestesia ou parestesia da pele e da membrana mucosa na distribuição do nervo mental, o que pode causar uma redução da qualidade de vida dos doentes. Para o seu estudo, o Dr. Hahn tomou em consideração doentes com idades compreendidas entre os 21 e os 30 anos diagnosticados com uma fratura da para-sínfise, que constituíam 25% de todos os casos operados e que estavam mais associados a fracturas da face média e do ângulo, cuja etiologia era um traumatismo resultante de uma ATR. Verificou-se que as perturbações neurosensoriais resultantes da lesão do nervo mental estavam associadas a 20,89% dos casos, dos quais, na maioria dos casos, recuperavam gradualmente num período de 7 a 15 dias.

20 Atkins et al (2020) falou sobre os resultados clínicos da lesão do nervo lingual e A lesão do nervo lingual, uma complicação bem descrita da remoção de terceiros molares, pode resultar num défice lingualsensorial permanente que conduz a sintomas que incluem perda ou alteração da sensibilidade, mordedura inadvertida da língua e o desenvolvimento de dor neuropática desagradável, com consequente diminuição da qualidade de vida. Analisámos os resultados de uma série de casos prospectivos para determinar se a anastomose direta do nervo lingual resulta numa melhor recuperação sensorial e na redução da dor neuropática, e se vale a pena adiar a cirurgia. Em 114 pacientes que foram submetidos a reparação do nervo após danos sofridos durante a remoção do terceiro molar mandibular, o défice sensorial foi avaliado antes e depois da cirurgia utilizando um questionário e escalas visuais analógicas (EVA) para avaliar a dor, o formigueiro e o desconforto. Foram utilizados testes neurossensoriais para avaliar o tato ligeiro, a picada de agulha e os limiares de discriminação de dois pontos. Subjetivamente, 94% dos doentes sentiram que a sua sensação tinha melhorado após a reparação do nervo, com reduções significativas na incidência de mordedura da língua, perturbações da fala e dor neuropática. Os dados neuro-sensoriais quantitativos revelaram melhorias altamente significativas no tato ligeiro, na picada de agulha e na discriminação de dois pontos. Os pacientes com altos níveis de dor no pré-operatório (VAS > 40) apresentaram reduções altamente significativas na dor (p < 0,0001). Não foi encontrada correlação entre o resultado cirúrgico e a idade do paciente ou o tempo de espera até a cirurgia. O reparo do nervo lingual resulta em bons resultados sensoriais e melhorias significativas na incidência e no grau de dor neuropática, mesmo quando atrasado. Os autores demonstraram que é possível obter uma boa sensação após a reparação do nervo lingual, mesmo quando esta é adiada por mais de um ano. Para além disso, uma proporção significativa dos doentes submetidos a cirurgia deixou de sofrer de dor neuropática. No entanto, é de salientar que, apesar de estas diferenças serem muito significativas, nenhum doente pode ser considerado como tendo uma recuperação completa. É evidente que a cirurgia vale a pena para os doentes com dor, bem como para os doentes com défice sensorial. Com base no sucesso da nossa abordagem, recomendamos que os doentes com recuperação limitada ou inexistente um mês após a lesão do nervo lingual sejam encaminhados para um centro especializado para uma consulta mais aprofundada, a fim de avaliar a sua adequação à reparação do nervo.

21. Shah et al (2020) efectuou a sua investigação sobre a paralisia traumática do nervo facial e o seu tratamento A paralisia facial aguda pode resultar de várias causas, entre as quais a paralisia facial intra-temporal é relativamente comum. De todos os nervos cranianos, o nervo facial é o mais suscetível de ser lesado devido ao seu longo trajeto no interior do crânio. O diagnóstico da paralisia facial é geralmente efectuado através de uma boa história clínica, exame e investigações radiológicas. Os testes electrofisiológicos são importantes para o prognóstico e o momento ideal para a cirurgia. O objetivo é estudar a avaliação e o tratamento cirúrgico nas causas traumáticas de paralisia do nervo facial. Este estudo transversal prospetivo foi realizado em 50 pacientes com paralisia do nervo facial durante um período de 1 ano, de maio de 2018 a 2019. Os pacientes foram examinados e classificados usando o sistema de classificação de House e Brackmann. Todos os pacientes foram avaliados e tratados por descompressão cirúrgica. O acompanhamento foi feito até 6 meses. A causa da paralisia do nervo facial em todos os 50 pacientes foi um traumatismo craniano acidental. Todos os doentes foram tratados por descompressão cirúrgica. 46 dos 50 pacientes tratados cirurgicamente tiveram uma boa recuperação com a restauração da função completa do nervo facial. 4 dos 50 pacientes tiveram uma recuperação ruim devido à apresentação tardia. O autor concluiu que o início precoce do tratamento é importante para a recuperação favorável da função do nervo facial após o trauma. O tratamento cirúrgico é indicado na suspeita de impacto ósseo do nervo. A descompressão cirúrgica, se realizada precocemente, geralmente resulta numa recuperação muito boa.

22. Selvi et al (2021) referiu-se à suscetibilidade de causar lesões nos ramos terminais do nervo trigémeo em operações de cirurgia oral e maxilofacial. Afirmou que as divisões mandibulares são mais propensas a lesões do que os nervos oftálmico e maxilar. O ramo alveolar inferior do nervo trigémeo é o ramo mais frequentemente lesado, seguido do nervo lingual. Se ocorrer uma lesão do nervo alveolar inferior ou do nervo lingual, um diagnóstico atempado e um tratamento adequado são factores essenciais para evitar danos adicionais ou permanentes. A lesão do nervo alveolar inferior ou do nervo lingual pode ter consequências devastadoras tanto para os pacientes como para os médicos. Segundo ele, é importante considerar os factores etiológicos e fazer uma avaliação pré-operatória adequada para evitar lesões nervosas. Mesmo que isso aconteça, um diagnóstico atempado e uma gestão adequada são fundamentais para evitar danos adicionais ou permanentes. Segundo ele, no prazo de 3 meses após a lesão, a reparação do nervo para o NIA e o NL tem mais hipóteses de alcançar uma recuperação sensorial funcional final do que uma intervenção posterior. Concluiu, portanto, pela utilização de preparações ricas em factores de crescimento, fibrina rica em plaquetas ou plasma rico em plaquetas e oxigenoterapia hiperbárica como métodos adjuvantes na reparação do nervo.

23. Ravi et al (2021) efectuou o seu estudo sobre a lesão do nervo lingual após a remoção cirúrgica do terceiro molar mandibular e como poderia ser evitada. O terceiro molar mandibular impactado é mais comum em adultos jovens e o paciente procura tratamento sempre que há dor, inchaço ou qualquer outro desconforto, como distúrbios sensoriais. Embora a taxa de complicações seja baixa, os esforços para limitar as complicações intra ou pós-operatórias podem ter um grande impacto em termos de melhoria dos resultados para o doente. Os terceiros molares inferiores impactados estão muito próximos do nervo alveolar inferior, do nervo lingual, do nervo milo-hióideo e dos nervos bucais. Cada um destes nervos está em risco de ser danificado durante a remoção cirúrgica do terceiro molar inferior, mas as complicações mais problemáticas resultam de lesões do nervo alveolar inferior ou do nervo lingual. A maioria destas lesões resulta numa perturbação sensorial transitória, mas, em alguns casos, pode ocorrer paraestesia permanente (sensação anormal), hipoestesia (sensação reduzida) ou, pior ainda, alguma forma de disestesia (sensação anormal desagradável). Este artigo analisa a lesão do nervo lingual após a remoção cirúrgica do terceiro molar inferior e como prevenir a lesão do nervo lingual. Assim, o autor enfatiza que não há diferenças significativas entre a abordagem vestibular e a abordagem vestibular combinada com a retração do retalho lingual na cirurgia do terceiro molar inferior no que diz respeito à lesão permanente do nervo, mas a última foi considerada fortemente associada à lesão temporária do nervo. A técnica de divisão lingual foi estatisticamente associada a um risco aumentado de lesão nervosa temporária quando comparada com a abordagem bucal com retração do retalho lingual e apenas com a abordagem bucal, mas não mostrou quaisquer diferenças na lesão nervosa lingual em comparação com a abordagem bucal com retração do retalho lingual. Portanto, parece preferível evitar a elevação do retalho lingual, exceto em casos selecionados, nos quais a presença de variáveis cirúrgicas mais desfavoráveis prediz um alto risco de lesão ao nervo lingual. Não parece haver diferença estatisticamente relevante entre a incidência de lesão do nervo lingual nas cirurgias em que foi realizada a secção dos dentes e naquelas em que não foi realizada. A remoção de tecido ósseo perirradicular, especialmente nas regiões lingual ou distolingual, foi fortemente associada à lesão do nervo lingual. Além disso, a maior parte dos estudos realizados foram observacionais e a amostra foi muito limitada em comparação com a raridade da lesão do nervo lingual, pelo que são necessários estudos prospectivos, aleatórios e em larga escala a longo prazo para identificar factores de risco para a lesão do nervo lingual.

24. Chalise et al (2022) efectuou um estudo cadavérico do nervo lingual em relação à região do terceiro molar inferior. O nervo lingual é o ramo terminal da divisão mandibular do nervo trigémeo. A relação do nervo lingual com a crista alveolar mandibular varia muito. Esta variação pode ser entre o género, a idade, o estado dentário e entre o lado direito e esquerdo da mesma amostra. O objetivo deste estudo foi determinar a relação do nervo lingual com a região do terceiro molar inferior. Foi efectuado um estudo observacional, com uma amostra de 15 cadáveres, incluindo os lados direito e esquerdo. O nervo lingual foi exposto através da dissecação da região infra-temporal seguindo os procedimentos padrão do Manual de Dissecação de Cunninghams. O diâmetro do nervo lingual, a distância vertical e horizontal foram medidos. Os resultados de todas essas medidas foram tabulados e o desvio padrão médio foi calculado usando o SPSS versão 16. O autor concluiu neste estudo que a proximidade do nervo lingual com o osso alveolar e as maiores chances de lesão do nervo lingual durante o procedimento cirúrgico na região dos terceiros molares. Como vários procedimentos dentários são realizados nessa área e em torno dela, os dentistas e cirurgiões bucomaxilofaciais precisam estar atentos durante a intervenção cirúrgica.

DISCUSSÃO

O sistema nervoso controla todas as actividades do corpo. É mais rápido do que outro sistema de controlo do corpo, nomeadamente o sistema endócrino. Em primeiro lugar, o sistema nervoso divide-se em duas partes:

1. sistema nervoso central 2. Sistema nervoso periférico.

SISTEMA NERVOSO CENTRAL - O sistema nervoso central (SNC) inclui o cérebro e a espinal medula. É formado por neurónios e células de suporte chamadas neuroglia. As estruturas do cérebro e da espinal medula estão dispostas em duas camadas, nomeadamente a substância cinzenta e a substância branca. A substância cinzenta é formada pelos corpos das células nervosas e pelas partes proximais das fibras nervosas, que surgem do corpo das células nervosas. A substância branca é formada pelas restantes partes das fibras nervosas. No cérebro, a substância branca situa-se na parte interna e a substância cinzenta na parte externa. Na medula espinal, a substância branca encontra-se na parte exterior e a substância cinzenta na parte interior. O cérebro está situado no crânio. Continua como medula espinal no canal vertebral através do forame magno do osso do crânio. O cérebro e a espinal medula estão rodeados por três camadas de meninges denominadas dura-máter externa, aracnoide média e pia-máter interna. O espaço entre a aracnoide e a pia-máter é conhecido como espaço subaracnoideu. Este espaço é preenchido por um líquido chamado líquido cefalorraquidiano. O cérebro e a espinal medula estão efetivamente suspensos no líquido cefalorraquidiano. As partes importantes do cérebro e os segmentos da medula espinal são apresentados na Figura 133.1

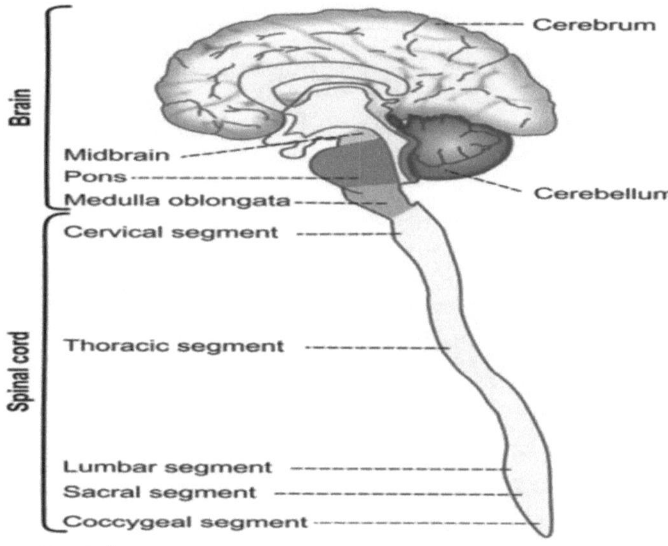

FIGURE 133.1: Parts of central nervous system

Partes do cérebro -

➢ O cérebro é composto por três grandes divisões: 1 . Prosencéfalo .

2. Mesencéfalo .

3. Rombencéfalo .

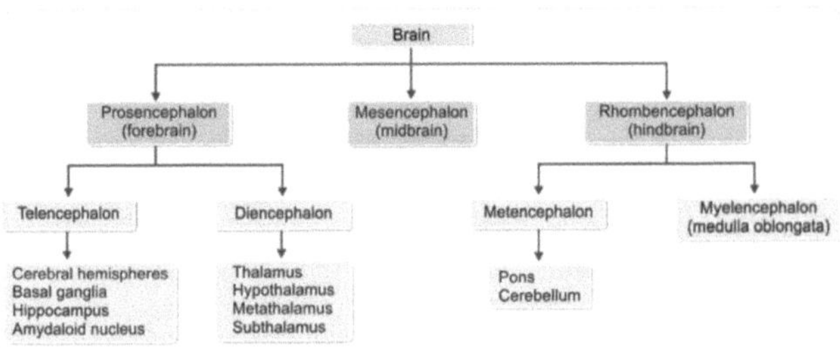

O sistema nervoso periférico (SNP) é formado por neurónios e seus processos presentes em todas as regiões do corpo. É constituído por nervos cranianos, provenientes do cérebro, e por nervos espinais, provenientes da medula espinal. É novamente dividido em duas subdivisões: 1. Sistema nervoso somático

2. Sistema nervoso autónomo.

1. Sistema nervoso somático - O sistema nervoso somático diz respeito às funções somáticas. Inclui os nervos que irrigam os músculos esqueléticos. O sistema nervoso somático é responsável pelas actividades musculares e pelos movimentos do corpo.

1.   **Sistema nervoso autónomo** - O sistema nervoso autónomo ocupa-se da regulação das funções viscerais ou vegetativas. Por isso, é também chamado de sistema nervoso vegetativo ou involuntário. O sistema nervoso autónomo é composto por duas divisões, a divisão simpática e a divisão parassimpática.

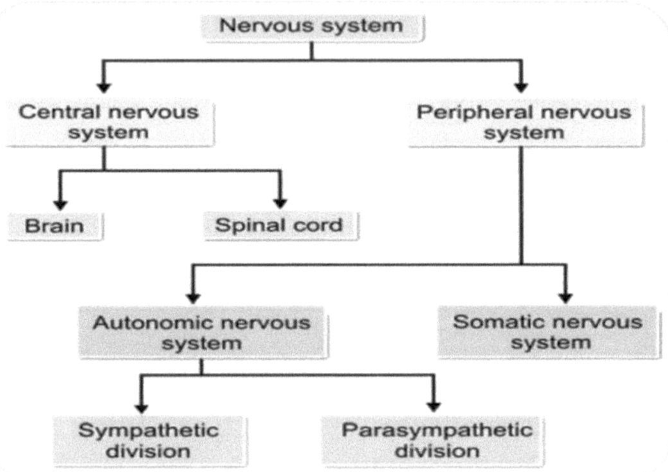

FIGURE 133.3: Organization of nervous system

<u>**NEURÓNIO -**</u>

O neurónio ou célula nervosa é definido como a unidade estrutural e funcional do sistema nervoso. O neurónio é semelhante a qualquer outra célula do corpo, tendo um núcleo e todos os organelos no citoplasma. No entanto, difere das outras células de duas formas:

1. O neurónio tem ramos ou processos chamados axónio e dendritos

2. O neurónio não tem centrossomas. Por isso, não pode sofrer divisão.

CLASSIFICAÇÃO DOS NEURÓNIOS - Os neurónios são classificados de acordo com três métodos diferentes.

> A. Dependendo do número de postes
>
> B. Consoante a função
>
> C. Dependendo do comprimento do axónio.

DEPENDENDO DO NÚMERO DE PÓLOS - Com base no número de pólos a partir dos quais surgem as fibras nervosas, os neurónios dividem-se em três tipos:

> 1. Neurónios unipolares
>
> 2. Neurónios bipolares
>
> 3. Neurónios multipolares.

1. Neurónios unipolares - Os neurónios unipolares são os neurónios que têm apenas um pólo. A partir de um único pólo, surgem tanto o axónio como o dendrito. Este tipo de células nervosas está presente apenas na fase embrionária dos seres humanos.

2. Neurónios bipolares - Os neurónios com dois pólos são conhecidos como neurónios bipolares. O axónio surge de um pólo e os dendritos surgem do outro pólo.

3. Neurónios multipolares - Os neurónios multipolares são os neurónios que têm muitos pólos. Um dos pólos dá origem ao axónio e todos os outros pólos dão origem aos dendritos.

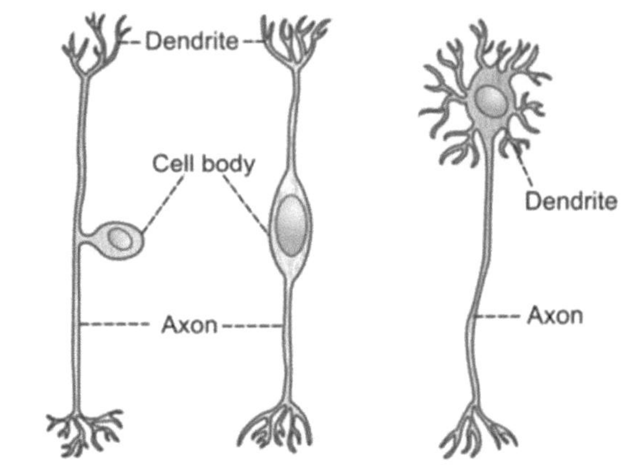

FIGURE 134.1: Types of neuron

CONSOANTE A FUNÇÃO -

Com base na função, as células nervosas são classificadas em dois tipos:

1. Neurónios motores ou eferentes

2. Neurónios sensoriais ou aferentes.

1. Neurónios motores ou eferentes - Os neurónios motores ou eferentes são os neurónios que transportam os impulsos motores do sistema nervoso central para os órgãos periféricos efectores, como os músculos, as glândulas, os vasos sanguíneos, etc. Em geral, cada neurónio motor tem um axónio longo e dendritos curtos.

2. Neurónios sensoriais ou aferentes - Os neurónios sensoriais ou aferentes são os neurónios que transportam os impulsos sensoriais da periferia para o sistema nervoso central. Geralmente, cada neurónio sensorial tem um axónio curto e dendritos longos.

DEPENDENDO DO COMPRIMENTO DO AXÓNIO -

Dependendo do comprimento do axónio, os neurónios dividem-se em dois tipos:

1. Neurónios do tipo I de Golgi

2. Neurónios do tipo II de Golgi.

1. Neurónios de Golgi tipo I - Os neurónios de Golgi tipo I têm axónios longos. O corpo celular destes neurónios encontra-se em diferentes partes do sistema nervoso central e os seus axónios atingem os órgãos periféricos remotos.

2. neurónios do tipo II de Golgi - Os neurónios deste tipo têm axónios curtos. Estes neurónios estão presentes no córtex cerebral e na medula espinal.

ESTRUTURA DO NEURÓNIO

O neurónio é constituído por três partes: **1. Corpo da célula nervosa** 2. **Dendrito 3. Axónio.**

Os dendritos e os axónios formam os processos do neurónio. Os dendritos são processos curtos e os axónios são processos longos. Os dendritos e os axónios são normalmente designados por fibras nervosas.

CORPO DA CÉLULA NERVOSA -

O corpo da célula nervosa é também conhecido como soma ou pericárdio. Tem uma forma irregular. Como qualquer outra célula, é constituído por uma massa de citoplasma chamada neuroplasma, que é coberta por uma membrana celular. O citoplasma contém um núcleo grande, corpos de Nissl, neurofibrilas, mitocôndrias e aparelho de Golgi. Os corpos de Nissl e as neurofibrilas só se encontram nas células nervosas e não noutras células.

Núcleo -

Cada neurónio tem um núcleo, que está localizado centralmente no corpo da célula nervosa. O núcleo tem um ou dois nucléolos proeminentes. O núcleo não contém centrossomas. Por isso, a célula nervosa não se pode multiplicar como as outras células.

Corpos de Nissl -

Os corpos de Nissl ou grânulos de Nissl são pequenos grânulos basófilos que se encontram no citoplasma dos neurónios e que receberam o nome do seu descobridor. Estes corpos estão presentes no soma e nos dendritos, mas não no axónio e no axónio. Os corpos de Nissl são designados substâncias tigróides, uma vez que são responsáveis pelo aspeto tigroide ou manchado do soma após coloração adequada. Os dendritos distinguem-se dos axónios pela presença de grânulos de Nissl ao microscópio.

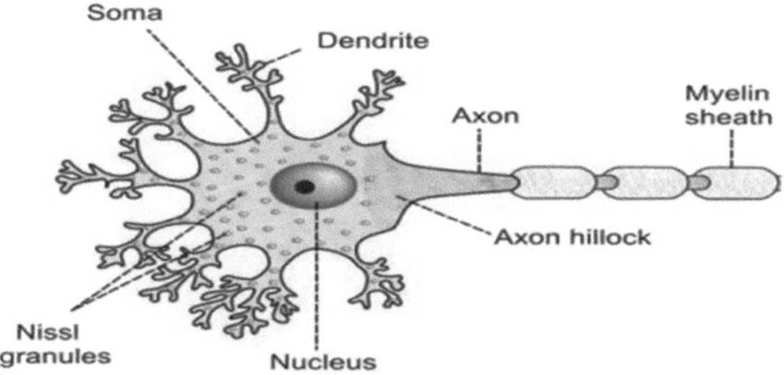

FIGURE 134.2: Structure of a neuron

Os corpos de Nissl são organelos membranosos que contêm ribossomas. Assim, estes corpos estão envolvidos na síntese de proteínas nos neurónios. As proteínas formadas no soma são transportadas para o axónio pelo fluxo axonal. O número de corpos de Nissl varia consoante o estado do nervo. Durante a fadiga ou lesão do neurónio, estes corpos fragmentam-se e desaparecem por um processo chamado cromatólise. Os grânulos reaparecem após a recuperação da fadiga ou após a regeneração das fibras nervosas

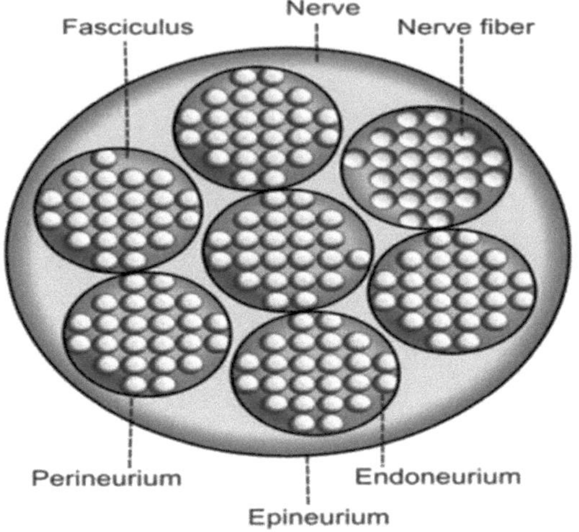

FIGURE 134.3: Cross section of a nerve

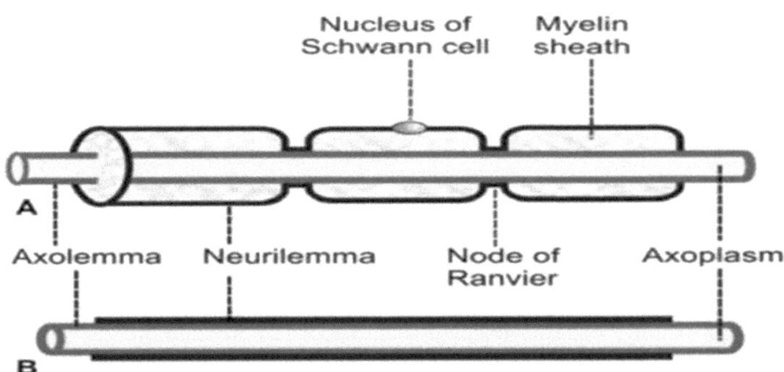

FIGURE 134.4: A. Myelinated nerve fiber;
B. Non-myelinated nerve fiber.

DENDRITE -

O dendrito é o processo ramificado do neurónio e é ramificado repetidamente. Os dendritos podem estar presentes ou ausentes. Se estiver presente, pode ser um ou muitos em número. Os dendritos possuem grânulos de Nissl e neurofibrilas. Os dendritos transmitem impulsos em direção ao corpo da célula nervosa. Normalmente, o dendrito é mais curto do que o axónio.

AXON -

O axónio é o processo mais longo da célula nervosa. Cada neurónio tem apenas um axónio. O axónio surge da colina axonal do corpo da célula nervosa e é desprovido de grânulos de Nissl. O axónio estende-se por uma longa distância do corpo da célula nervosa. O comprimento do axónio mais longo é de cerca de 1 metro. O axónio transmite impulsos para longe do corpo da célula nervosa.

Organização do Nervo -

Cada nervo é formado por muitos feixes ou grupos de fibras nervosas. Cada feixe de fibras nervosas é chamado de fascículo.

Revestimentos de nervos

Todo o nervo é coberto por uma bainha tubular, que é formada por uma membrana areolar. Esta bainha é chamada epineuro. Cada fascículo é coberto pelo perineuro e cada fibra nervosa (axónio) é coberta pelo endoneuro.

Estrutura interna do axónio

Eixo Cilindro O axónio tem um longo núcleo central de citoplasma chamado axoplasma. O axoplasma é coberto por uma membrana tubular em forma de bainha chamada axolema. O axolema é a continuação da membrana celular do corpo da célula nervosa. O axoplasma, juntamente com o axolema, é chamado de cilindro do eixo da fibra nervosa. O axoplasma contém mitocôndrias, neurofibrilas e vesículas axoplasmáticas. Devido à ausência de corpos de Nissl no axónio, as proteínas necessárias para as fibras nervosas são sintetizadas no soma e não no axoplasma. Após a síntese, as moléculas de proteína são transportadas do soma para o axónio, por meio do fluxo axonal. Algumas substâncias neurotransmissoras também são transportadas pelo fluxo axonal do soma para o axónio. O cilindro do eixo da fibra nervosa é coberto por uma membrana chamada neurilema.

Fibra Nervosa Não Mielinizada -

A fibra nervosa descrita acima é a fibra nervosa não mielinizada, que não é coberta pela bainha de mielina.

Fibra Nervosa Mielinizada -

A fibra nervosa que é isolada pela bainha de mielina é chamada de fibra nervosa mielinizada.

BAINHA DE MIELINA -

A bainha de mielina é uma bainha lipoproteica espessa que isola a fibra nervosa mielinizada. A bainha de mielina não é uma bainha contínua. Está ausente em intervalos regulares. A área onde a bainha de mielina está ausente é chamada de nó de Ranvier. O segmento da fibra nervosa entre dois nódulos é chamado de entrenó. A bainha de mielina é responsável pela cor branca das fibras nervosas.

Química da bainha de mielina

A bainha de mielina é formada por camadas concêntricas de proteínas, alternadas com lípidos. Os lípidos são o colesterol, a lecitina e o cerebrosídeo (esfingomielina).

Formação da bainha de mielina

Mielinogénese A formação da bainha de mielina à volta do axónio chama-se mielinogénese. É formada pelas células de Schwann no neurilema. No nervo periférico, a mielinogénese começa no 4º mês de vida intra-uterina. Só fica completa no segundo ano após o nascimento. Antes da mielinogénese, as células de Schwann do neurilema estão muito próximas do axolema, como no caso das fibras nervosas não mielinizadas. A membrana da célula de Schwann é de dupla camada. As células de Schwann enrolam-se e giram em torno do cilindro do eixo em muitas camadas concêntricas. As camadas concêntricas fundem-se para produzir a bainha de mielina, mas o citoplasma das células não é depositado. A membrana mais externa da célula de Schwann permanece como neurilema. O núcleo destas células permanece entre a bainha de mielina e o neurilema.

Funções da bainha de mielina

1.   Condução mais rápida -

A bainha de mielina é responsável por uma condução mais rápida do impulso através das fibras nervosas. Nas fibras nervosas mielinizadas, os impulsos saltam de um nó para outro. Este tipo de transmissão de impulsos é designado por condução saltatória.

2. capacidade de isolamento

 A bainha de mielina tem uma elevada capacidade de isolamento. Devido a esta qualidade, a bainha de mielina restringe o impulso nervoso a uma única fibra nervosa e impede a estimulação das fibras nervosas vizinhas.

NEURILEMMA -

 O neurilema é uma membrana fina que envolve o cilindro do eixo. Também é chamado de bainha neurilemal ou bainha de Schwann. Contém células de Schwann, que têm núcleos achatados e alongados. O citoplasma é fino e modificado para formar a bainha fina do neurilema. Um núcleo está presente em cada entrenó do axónio. O núcleo está situado entre a bainha de mielina e o neurilema. Na fibra nervosa não mielinizada, o neurilema envolve o axilema continuamente. Na fibra nervosa mielinizada, ele cobre a bainha de mielina. No nó de Ranvier (onde a bainha de mielina está ausente), o neurilema invagina-se e corre até ao axilema sob a forma de um processo semelhante a um dedo.

Funções do Neurilema -

Na fibra nervosa não mielinizada, o neurilema serve como membrana de cobertura. Na fibra nervosa mielinizada, é necessário para a formação da bainha de mielina (mielinogénese). O neurilema está ausente no sistema nervoso central. Assim, as células neurogliais chamadas oligodendróglias são responsáveis pela mielinogénese no sistema nervoso central.

BASE DE CLASSIFICAÇÃO -

As fibras nervosas são classificadas de acordo com seis métodos diferentes. A base da classificação difere em cada método. Diferentes métodos de classificação das fibras nervosas Classificação das fibras nervosas

1. Dependendo da estrutura
2. Dependendo da distribuição
3. Dependendo da origem
4. Consoante a função
5. Dependendo da secreção de neurotransmissores
6. Dependendo do diâmetro e da condução do impulso (classificação de Erlanger-Gasser)

1. EM FUNÇÃO DA ESTRUTURA -

Com base na estrutura, as fibras nervosas são classificadas em dois tipos:

i. Fibras nervosas mielinizadas -

As fibras nervosas mielinizadas são as fibras nervosas que estão cobertas pela bainha de mielina.

ii. Fibras nervosas não mielinizadas -

As fibras nervosas não mielinizadas são as fibras nervosas que não estão cobertas pela bainha de mielina .

2. DEPENDENDO DA DISTRIBUIÇÃO -

As fibras nervosas são classificadas em dois tipos, com base na sua distribuição:

i.   Fibras nervosas somáticas As fibras nervosas somáticas irrigam os músculos esqueléticos do corpo.

ii.   Fibras nervosas viscerais ou autonómicas As fibras nervosas autonómicas irrigam os vários órgãos internos do corpo.

3. CONSOANTE A ORIGEM -

Com base na sua origem, as fibras nervosas dividem-se em dois tipos:

i. Fibras nervosas cranianas As fibras nervosas que nascem no cérebro são chamadas fibras nervosas cranianas.

ii. Fibras nervosas espinhais As fibras nervosas que surgem da medula espinhal são chamadas fibras nervosas espinhais.

4. EM FUNÇÃO DA FUNÇÃO -

Funcionalmente, as fibras nervosas são classificadas em dois tipos

i. Fibras nervosas sensoriais - As fibras nervosas sensoriais transportam impulsos sensoriais de diferentes partes do corpo para o sistema nervoso central. Estas fibras nervosas são também conhecidas como fibras nervosas aferentes.

ii. Fibras nervosas motoras - As fibras nervosas motoras transportam impulsos motores do sistema nervoso central para diferentes partes do corpo. Estas fibras nervosas são também designadas por fibras nervosas eferentes.

5. DEPENDENTE DA SECREÇÃO DE NEUROTRANSMISSORES

Dependendo da substância neurotransmissora segregada, as fibras nervosas dividem-se em dois tipos:

i. Fibras nervosas adrenérgicas - As fibras nervosas adrenérgicas segregam noradrenalina.

ii. Fibras nervosas colinérgicas - As fibras nervosas colinérgicas segregam acetilcolina.

6. CONSOANTE O DIÂMETRO E A CONDUÇÃO DO IMPULSO (CLASSIFICAÇÃO DE ERLANGER-GASSER)

Erlanger e Gasser classificaram as fibras nervosas em três tipos principais, com base no diâmetro (espessura) das fibras e na velocidade de condução dos impulsos

i. Fibras nervosas do tipo A

ii. Fibras nervosas do tipo B

iii. Fibras nervosas do tipo C.

Entre estas fibras, as fibras nervosas do tipo A são as mais espessas e as fibras nervosas do tipo C são as mais finas. As fibras do tipo C são também conhecidas como fibras do tipo IV. Exceto as fibras do tipo C, todas as fibras nervosas são mielinizadas. As fibras nervosas do tipo A estão divididas em quatro tipos:

a. Fibras nervosas do tipo A alfa ou do tipo I

b. Fibras nervosas do tipo A beta ou do tipo II

c. Fibras nervosas gama de tipo A

d. Fibras nervosas do tipo A delta ou do tipo III.

EXCITABILIDADE -

A excitabilidade é definida como a alteração físico-química que ocorre num tecido quando é aplicado um estímulo. O estímulo é definido como um agente externo que produz excitabilidade nos tecidos. A cronaxia é um parâmetro importante para determinar o estado da fibra nervosa. Clinicamente, a lesão da fibra nervosa é determinada através da medição da cronaxia. Esta é medida com um cronómetro. As fibras nervosas têm um limiar de excitação mais baixo do que as outras células.

POTENCIAL DE ACÇÃO OU IMPULSO NERVOSO -

O potencial de ação de uma fibra nervosa é semelhante ao de um músculo, com exceção de algumas pequenas diferenças. O potencial de ação numa fibra muscular esquelética é O potencial de membrana em repouso na fibra nervosa é de -70 mV. O nível de disparo é de -55 mV. A despolarização termina em +35 mV . Normalmente, o potencial de ação começa no segmento inicial da fibra nervosa O potencial de membrana em repouso na fibra nervosa é de -70 mV. O nível de disparo é de -55 mV. A despolarização termina em +35 mV . Normalmente, o potencial de ação começa no segmento inicial da fibra nervosa.

Propriedades do potencial de ação

POTENCIAL ELECTROTÓNICO OU POTENCIAL LOCAL -

O potencial eletrotónico ou potencial local é uma resposta local não propagada que se desenvolve na fibra nervosa quando é aplicado um estímulo subliminar. O estímulo subliminar ou sublimiar não produz potencial de ação. No entanto, altera o potencial de membrana em repouso e produz uma ligeira despolarização de cerca de 7 mV. Este estado ligeiramente despolarizado é designado por potencial eletrotónico. O nível de disparo só é atingido se a despolarização ocorrer até 15 mV. Só então se pode desenvolver o potencial de ação. O potencial eletrotónico é um potencial graduado.

Propriedades do potencial eletrotónico -

1. O potencial eletrotónico não se propaga

2. Não obedece à lei do tudo ou nada.

Se a intensidade do estímulo for aumentada gradualmente de cada vez, verifica-se um aumento da amplitude até se atingir o nível de disparo, ou seja, a 15 mV .

Fibras nervosas utilizadas para a fixação de tensão Anteriormente, os testes de fixação de tensão foram efectuados no axónio gigante da lula Loligo, cujo tamanho facilita esses testes. Depois, as investigações foram feitas em neurónios de pequenos mamíferos. Atualmente, os testes são feitos em fibras nervosas humanas obtidas de procedimentos cirúrgicos.

CONDUTIVIDADE -

A condutividade é a capacidade das fibras nervosas para transmitir o impulso da área de estimulação para as outras áreas. O potencial de ação é transmitido através da fibra nervosa sob a forma de impulso nervoso. Normalmente, no corpo, o potencial de ação é transmitido através da fibra nervosa apenas numa direção. No entanto, em condições experimentais, quando o nervo é estimulado, o potencial de ação percorre a fibra nervosa em qualquer direção.

MECANISMO DE CONDUÇÃO DO POTENCIAL DE ACÇÃO -

A despolarização ocorre primeiro no local de estimulação da fibra nervosa. Ela causa a despolarização das áreas vizinhas. Assim, a despolarização percorre toda a fibra nervosa. A despolarização é seguida pela repolarização.

CONDUÇÃO ATRAVÉS DE FIBRAS NERVOSAS MIELINIZADAS -

A condução saltatória é a forma de condução do impulso nervoso em que o impulso salta de um nó para outro. A condução do impulso através de uma fibra nervosa mielinizada é cerca de 50 vezes mais rápida do que através de uma fibra não mielinizada. Isto deve-se ao facto de o potencial de ação saltar de um nó para outro nó de Ranvier em vez de percorrer toda a fibra nervosa

Mecanismo de Condução Saltatória -

A bainha de mielina não é permeável aos iões. Assim, a entrada de sódio do fluido extracelular na fibra nervosa ocorre apenas no nó de Ranvier, onde a bainha de mielina está ausente. Isso causa despolarização no nó e não no entrenó. Assim, a despolarização ocorre em nós sucessivos. Assim, o potencial de ação salta de um nódulo para outro. Por isso, é chamada de condução saltatória (saltare = saltar). "

PERÍODO REFRACTÁRIO -

O período refratário é o período durante o qual o nervo não dá qualquer resposta a um estímulo. "

TIPOS DE PERÍODO REFRACTÁRIO -

O período refratário é de dois tipos:

1. Período Refratário Absoluto -

O período refratário absoluto é o período durante o qual o nervo não apresenta qualquer resposta, qualquer que seja a força do estímulo.

2. Período refratário relativo -

É o período durante o qual a fibra nervosa apresenta resposta, se a força do estímulo for aumentada ao máximo. O período refratário absoluto corresponde ao período desde o momento em que o nível de disparo é atingido até ao momento em que se completa um terço da repolarização. O período refratário relativo estende-se pelo resto do período de repolarização.

SUMÁRIO -

Quando um estímulo subliminar é aplicado, não produz qualquer resposta na fibra nervosa porque o estímulo subliminar é muito fraco. No entanto, se dois ou mais estímulos subliminares forem aplicados num curto intervalo de cerca de 0,5 milissegundos, a resposta é produzida. Isto acontece porque os estímulos subliminares são somados para se tornarem suficientemente fortes para produzir a resposta. Este fenómeno é conhecido como somatório.

ADAPTAÇÃO -

Ao estimular uma fibra nervosa continuamente, a excitabilidade da fibra nervosa é maior no início. Mais tarde, a resposta diminui lentamente e, por fim, a fibra nervosa não apresenta qualquer resposta. Este fenómeno é conhecido como adaptação ou acomodação.

Causa de adaptação -

Quando uma fibra nervosa é estimulada continuamente, a despolarização ocorre continuamente. A despolarização contínua inativa a bomba de sódio e aumenta o efluxo de iões de potássio. " **INFATIGABILIDADE** -

A fibra nervosa não pode sofrer fadiga, mesmo que seja estimulada continuamente durante um longo período de tempo. A razão é que a fibra nervosa só pode conduzir um potencial de ação de cada vez. Nesse momento, é completamente refractária e não conduz outro potencial de ação.

LEI DO TUDO OU NADA -

A lei do tudo ou nada estabelece que, quando um nervo é estimulado por um estímulo, dá uma resposta máxima ou não dá qualquer resposta.

Degeneração e Regeneração de Fibras Nervosas

Quando uma fibra nervosa é lesionada, ocorrem várias alterações na fibra nervosa e no corpo da célula nervosa. O conjunto destas alterações é designado por alterações degenerativas.

Causas da lesão - A lesão da fibra nervosa ocorre devido às seguintes causas:

1. Obstrução do fluxo sanguíneo

2. Injeção local de substâncias tóxicas

3. Esmagamento da fibra nervosa

4. Transecção da fibra nervosa.

GRAUS DE LESÃO -

Sunderland tinha classificado a lesão das fibras nervosas em cinco categorias, consoante a ordem de gravidade.

PRIMEIRO GRAU -

A lesão de primeiro grau é o tipo mais comum de lesão dos nervos. É causada pela aplicação de pressão sobre um nervo durante um curto período de tempo, levando à oclusão do fluxo sanguíneo e à hipoxia. No primeiro grau de lesão, o axónio não é destruído, mas ocorre uma desmielinização ligeira. Não se trata de uma verdadeira degenerescência. O axónio perde temporariamente a sua função durante um curto período de tempo, o que se designa por bloqueio da condução. A função regressa no espaço de algumas horas a algumas semanas. O primeiro grau de lesão é designado por neuropraxia de Seddon.

SEGUNDO GRAU -

O segundo grau é devido à pressão severa prolongada, que causa a degeneração Walleriana (ver abaixo). No entanto, o endoneuro está intacto. A reparação e o restabelecimento da função demoram cerca de 18 meses. O segundo grau de lesão é designado por axonotmese.

TERCEIRO GRAU -

Neste caso, o endoneuro está interrompido. O epineuro e o perineuro estão intactos. Após a degeneração, a recuperação é lenta e fraca ou incompleta. O terceiro, quarto e quinto graus de lesão são chamados de neurotmese.

QUARTO GRAU -

Este tipo de lesão é mais grave. O epineuro e o perineuro também são interrompidos. Os fascículos de fibras nervosas estão perturbados e desorganizados. A regeneração é fraca ou incompleta. "

QUINTO GRAU -

O quinto grau de lesão envolve a transação completa do tronco nervoso com perda de continuidade. Não é possível uma regeneração útil, a menos que as extremidades cortadas sejam reorganizadas e aproximadas rapidamente por cirurgia.

ALTERAÇÕES DEGENERATIVAS NO NEURÓNIO -

A degenerescência refere-se à deterioração, ao comprometimento ou às alterações patológicas de um tecido lesionado. Quando uma fibra nervosa periférica é lesada, as alterações degenerativas ocorrem no corpo da célula nervosa e na fibra nervosa do mesmo neurónio e do neurónio adjacente. Por conseguinte, as alterações degenerativas são classificadas em três tipos:

1. Degenerescência Walleriana

2. Degenerescência retrógrada

3. Degeneração transneuronal. "

DEGENERAÇÃO WALLERIANA OU DEGENERAÇÃO ORTÓGRADA -

A degenerescência walleriana é a alteração patológica que ocorre na extremidade distal da fibra nervosa (axónio). O seu nome deriva do nome do descobridor Waller. É também chamada de degeneração ortógrada. A degenerescência walleriana começa nas 24 horas seguintes à lesão. A alteração ocorre simultaneamente em todo o comprimento da parte distal da fibra nervosa.

Alterações nos nervos

i. O cilindro do eixo incha e parte-se em pequenos pedaços. Após alguns dias, os pedaços quebrados aparecem como detritos no espaço ocupado pelo cilindro do eixo.

ii. A bainha de mielina é lentamente desintegrada em gotículas de gordura. As alterações na bainha de mielina ocorrem do 8º ao 35º dia.

iii. A bainha de mielina não é afetada, mas as células de Schwann multiplicam-se rapidamente. Os macrófagos invadem o exterior e removem os resíduos do cilindro do eixo e as gotículas de gordura da bainha de mielina desintegrada. Assim, o tubo neurilemal fica vazio. Mais tarde, é preenchido pelo citoplasma das células de Schwann. Todas estas alterações ocorrem durante cerca de 2 meses a partir do dia da lesão. "

DEGENERAÇÃO RETRÓGRADA -

A degenerescência retrógrada são as alterações patológicas que ocorrem no corpo da célula nervosa e no axónio proximal à extremidade cortada.

Alterações no corpo das células nervosas -

As alterações no corpo das células nervosas começam dentro de 48 horas após a secção do nervo. As alterações são:

i. Em primeiro lugar, os grânulos de Nissl desintegram-se em fragmentos por cromatólise

ii. O aparelho de Golgi é desintegrado

iii. O corpo da célula nervosa incha devido à acumulação de fluido e torna-se redondo

iv. Desaparecimento das neurofibrilhas seguido de deslocação do núcleo para a periferia

v. Por vezes, o núcleo é extrudido para fora da célula.

Neste caso, ocorre a morte do neurónio e não é possível a regeneração do nervo lesado. Alterações no axónio proximal à extremidade de corte No axónio, as alterações ocorrem apenas até ao primeiro nó de Ranvier a partir do local da lesão. As alterações degenerativas que ocorrem na extremidade proximal do axónio são semelhantes às alterações que ocorrem na extremidade distal da fibra nervosa.

DEGENERESCÊNCIA TRANSNEURONAL -

Se uma fibra nervosa aferente for cortada, as alterações degenerativas ocorrem no neurónio com o qual a fibra nervosa aferente faz sinapse. É a chamada degeneração transneuronal. Exemplos:

i. Ocorre cromatólise nas células do corpo geniculado lateral devido à secção do nervo ótico

ii. A degeneração das células do corno dorsal da medula espinal ocorre quando a raiz nervosa posterior é cortada

iii. A degeneração das células do corno ventral da medula espinal ocorre quando há um tumor no córtex cerebral.

REGENERAÇÃO DA FIBRA NERVOSA -

O termo regeneração refere-se ao crescimento de uma parte perdida ou destruída de um tecido. A fibra nervosa lesionada e degenerada pode regenerar-se. Começa logo no 4º dia após a lesão, mas só se torna mais eficaz após 30 dias e fica concluída em cerca de 80 dias.

CRITÉRIOS DE REGENERAÇÃO -

A regeneração só é possível se a fibra nervosa degenerada cumprir determinados critérios:

1. A distância entre as extremidades cortadas do nervo não deve exceder 3 mm

2. O neurilema deve estar presente; como o neurilema está ausente no SNC, a regeneração do nervo não ocorre no SNC

3. O núcleo tem de estar intacto; se for extraído do corpo da célula nervosa, o nervo fica atrofiado e a regeneração não ocorre

4. As duas extremidades cortadas devem permanecer na mesma linha. A regeneração não ocorre se uma das extremidades for afastada.

FASES DA REGENERAÇÃO -

1. Em primeiro lugar, alguns prolongamentos pseudópodes crescem a partir da extremidade cortada proximal do nervo. Estas extensões são chamadas fibrilas ou rebentos regenerativos. O número de fibrilas pode chegar a 100.

2. As fibrilas movem-se em direção à extremidade distal da fibra nervosa

3. Algumas das fibrilas entram no tubo neurilemal da extremidade distal e formam um cilindro de eixo

4. As células de Schwann alinham-se no tubo neurilemal e, de facto, guiam as fibrilhas para dentro do tubo. As células de Schwann também sintetizam factores de crescimento nervoso, que atraem as fibrilas do segmento proximal.

5. O cilindro do eixo está completamente estabelecido no interior do tubo neurilemal. Estes processos completam-se em cerca de 3 meses após a lesão.

6. A bainha de mielina é formada pelas células de Schwann lentamente. A mielinização completa-se em 1 ano.

7. O diâmetro da fibra nervosa aumenta gradualmente. No entanto, a fibra nervosa degenerada obtém apenas 80% do diâmetro original. Os entrenós recém-formados também são mais curtos do que os originais.

8. No corpo da célula nervosa, aparecem primeiro os grânulos de Nissl, seguidos do aparelho de Golgi

9. A célula perde o excesso de líquido; o núcleo ocupa a parte central

10. Embora a regeneração anatómica ocorra no nervo, a recuperação funcional ocorre após um longo período.

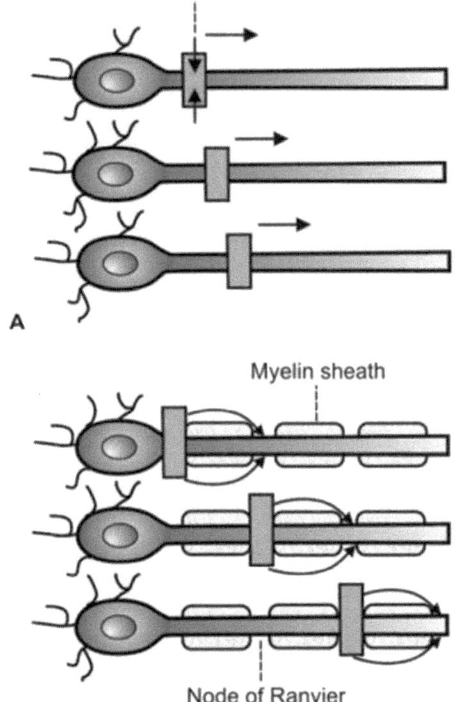

FIGURE 136.3: Mode of conduction through nerve fibers
A. Non-myelinated nerve fiber: continuous conduction.
B. Myelinated nerve fiber: saltatory conduction (impulse jumps from node to node). AP = Action potential.

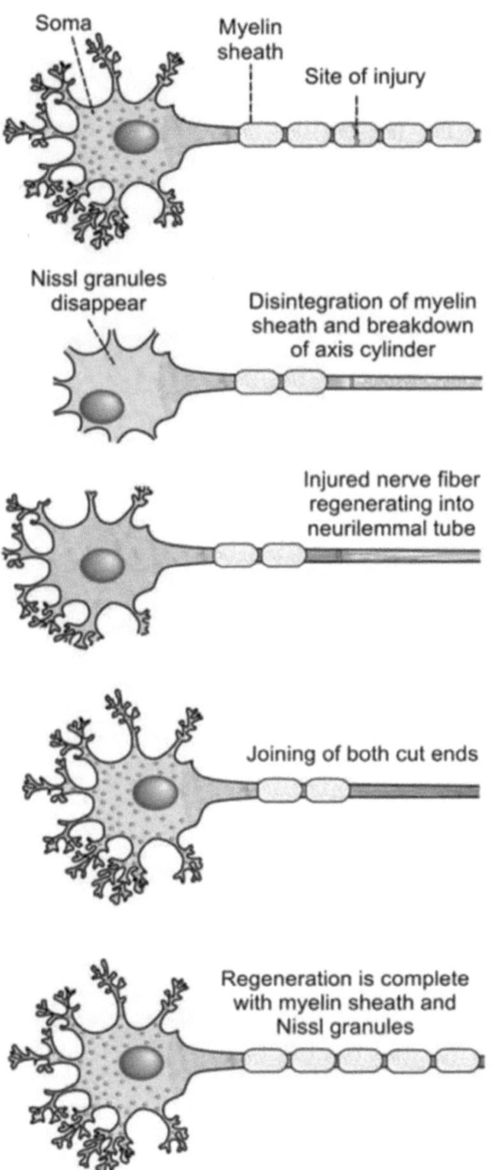

FIGURE 137.1: Degeneration and regeneration of nerve fiber

Lesões nervosas relacionadas com a anestesia local

A lesão nervosa relacionada com a injeção de blocos locais é uma complicação reconhecida em relação à cirurgia [13]. A medicina dentária é a única especialidade que ainda treina os clínicos para apontarem para os nervos em vez de evitarem o contacto neural (muitas vezes utilizando ultra-sons), o que provavelmente explica a prevalência contínua de lesões nervosas relacionadas com o AL na medicina dentária. Todas as outras injecções de bloqueio são realizadas com recurso a ultra-sons, a fim de evitar lesões nervosas.

Estima-se que, com base na prática atual, cada dentista praticante sofrerá 4-6 lesões nervosas temporárias e uma lesão nervosa permanente relacionadas com os BDI durante a sua vida profissional.

Para minimizar as complicações relacionadas com a AL dentária, é necessário considerar a modificação dos seguintes riscos:

➢ **Anestesia de bloco**:

as injecções de bloqueios nervosos devem ser realizadas sem a intenção de "atingir" diretamente o nervo. 60% dos doentes que sofrem de nevralgia do "osso engraçado" devido ao facto de a agulha de BID ser colocada demasiado perto dos nervos lingual ou alveolar inferior sofrem de neuropatia persistente -

➢ **Nervo lingual > IAN**:

está relacionado com a técnica ou com a anatomia (menos fascículos no LN, menor capacidade de recuperação). Talvez a abordagem direta do BID possa colocar o nervo lingual em maior risco em comparação com a técnica indireta

➢ **Concentração de AL**:

qualquer aumento da concentração de qualquer agente conduz a um aumento da neurotoxicidade neural

➢ **Volume de LA**:

não há provas que apoiem esta sugestão, mas todos os produtos químicos são neurotóxicos e, dependendo da proximidade, da concentração de AL e dos danos neurais, um volume adicional aumentaria a potencial neurotoxicidade

➢ **Injecções múltiplas**:

As segundas injecções ou injecções subsequentes que impedem diretamente o tecido neural podem não estar associadas à dor nevrálgica habitual do "osso engraçado". Deste modo, o doente não se autoprotege tão eficazmente, podendo os nervos estar mais expostos ao risco de lesões directas

➢ **Dor intensa aquando da injeção**:

60% de aumento da ocorrência de neuropatia persistente após BIDs

➢ **Tipo de LA**:

agente bupivacaína mais neurotóxico de todos os agentes LA

➢ **Tipo de vasoconstritor?**

O papel do vasoconstritor na lesão nervosa é desconhecido

➢ **Pacientes sedados ou anestesiados?**

Não existem provas que apoiem os doentes não reactivos, que têm menos probabilidades de se protegerem quando ocorre uma nevralgia (reação do "funny bone"), uma vez que a agulha IDB se aproxima demasiado do nervo

➢ **Falta de aspiração da AL?**

Não existem provas que sustentem que a aspiração durante o BID resulte em neuropatias persistentes mais baixas, mas uma visão pragmática pode inferir que menos químicos injectados por via intraneural causarão menos lesões nervosas químicas.

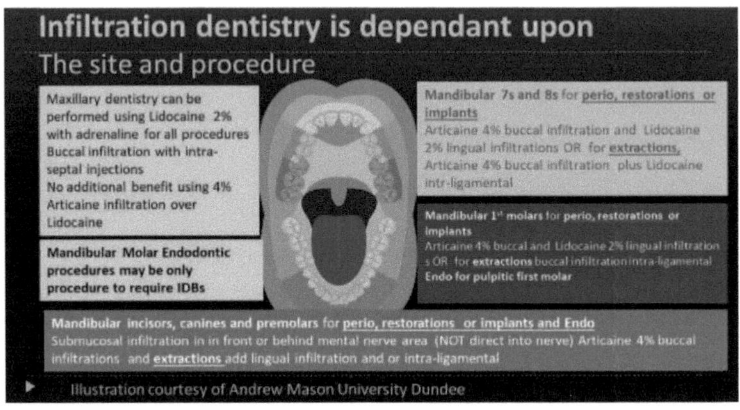

Evitar a anestesia de bloqueio utilizando a medicina dentária**de infiltração**

Daublander et al. relataram que, num inquérito de 2014 [23] sobre a prática alemã de AL dentária, 74% utilizavam a dentisteria de infiltração de forma rotineira e raramente davam BIDs (comunicação pessoal). Os doentes referem um maior conforto, preferindo ter uma sensação lingual completa e uma duração mais curta da anestesia de AL após o tratamento dentário. Existem mais provas que apoiam a noção de que a dentisteria por insuflação pode ser bem sucedida em muitos aspectos da medicina dentária

- Anestesia da infltração maxilar -

Estudos relatam que o Articaine a 4% é mais eficaz do que a lidocaína a 2% para incisivos laterais, mas não para molares, diferindo de outros relatos. Um ensaio clínico randomizado recente relatou uma diferença estatisticamente significativa, defendendo o uso de Articaine a 4% em vez de lidocaína a 2% para a insuflação bucal em pacientes com pulpite irreversível nos dentes posteriores superiores, o que foi superado por uma metanálise que relata que não há vantagem em usar Articaine a 4% para anestesia de insuflação maxilar e que a lidocaína a 2% é suficiente para intervenções dentárias.

- Anestesia pulpar -

na mandíbula anterior em comparação com o bloqueio dentário inferior (BDI). Meechan fornece provas que apoiam o aumento significativo das taxas de anestesia pulpar utilizando a anestesia por infiltração quando comparada com a anestesia por BID, particularmente para dentes pré-molares e incisivos

Uma revisão sistemática recente relata que o Articaine é 3,4 vezes mais eficaz para molares mandibulares pulposos quando comparado com a lidocaína, mas não há diferença entre as insuflações maxilares ou IDBs com Articaine e Lidocaína.

- para exodontia em adultos e crianças

As extracções em pediatria não requerem BIDs, uma vez que o osso é muito poroso e suscetível de absorção de anestesia infiltrativa.

- é ideal para a cirurgia de implantes, Vários relatos de anestesia de infiltração supra-periosteal não só são suficientes para a cirurgia de implantes na mandíbula posterior, como também podem proteger o NIA.

- é adequado para a cirurgia periodontal. O tratamento padrão para a cirurgia periodontal e de implantes é a infltração LA

A anestesia intra-ligamentar para extracções e para evitar os BDI está também a ganhar popularidade.

GESTÃO DAS LESÕES DOS NERVOS LA

A base de evidências continua a ser limitada no que respeita à gestão das lesões nervosas relacionadas com o LA dentário; sabemos apenas que 25% são permanentes e que não existe uma "bala mágica" para as resolver. Tem de ser adoptada uma abordagem de sentar e esperar, tranquilizando o doente e gerindo os seus sintomas de forma terapêutica

✓	**Verificação em casa - Se** provocar dor durante uma injeção de BID no seu doente, acompanhe-o no dia seguinte e verifique se ele está bem. Se o doente referir dormência, alteração da sensibilidade e/ou dor, tranquilize-o.

✓	**Continuar a apoiar -** tranquilizar o doente e aconselhá-lo a visitar o médico para confirmar a presença de neuropatia. Se a neuropatia afetar a maior parte do dermátomo ± associada a uma dor neuropática grave, deve suspeitar-se de uma lesão nervosa. Assegurar ao doente que 75% destas lesões se resolvem.

✓	**Dizer SORRY** porque isto NÃO é uma admissão de culpa.

✓	**Iniciar tratamento médico (recomendado para outras lesões dos nervos sensoriais periféricos).** - AINEs orais em dose elevada (400-800 mg de ibuprofeno PO QDS) apenas durante 2 dias. A tabela da liga Bandolier Oxford resume a analgesia ideal para a dor pós-operatória, e o Ibuprofeno e o paracetamol combinados têm o menor número necessário para tratar.

Prescrição GMP para Prednisolona 5 dias de redução de 50-40-30-20-10 mg PO (não para pacientes com contra-indicações para esteróides ou AINEs). - Complexo de vitamina B (Ribofavina 400 mg uma vez por dia durante um máximo de 3 meses mais outro complexo de vitamina B).

Gestão a longo prazo de doentes com lesões não resolvidas do nervo LA. A realidade para estes doentes é que têm uma dor neuropática persistente e têm de ser tratados como tal com tratamento psicológico e médico. Os pensos de anestésico local tópico (lidocaína a 5%) podem ajudar o doente a dormir e a praticar desporto em tempo frio. As intervenções psicológicas desempenham um papel importante na gestão destes doentes e as recomendações para o tratamento da dor neuropática do trigémeo são também bem descritas por Renton & Zakzrewska .

Lesões nervosas relacionadas com implantes

Factores de risco para lesões nervosas relacionadas com implantes

Table 25.2 Risk factors for implant-related nerve injury

A. Inadequate preoperative assessment and planning due to
- Surgeon lack of knowledge/inexperience/training
- Inadequate informed consent-all options provided and related risk benefit for each option of treatment. Implants are elective treatment. Sublingual haematoma that can require the need for tracheostomy post-implant treatment and rare events of death
- Lack of identification of existing pre-surgical neuropathy (especially important in edentulous patients)
- Poor planning in risk assessment and positioning the implant. A sectional DPT is recommended as a minimum for mandibular implant planning. If there is limited bone depth, a CBCT may be used to quantify and qualify bone density and volume. The clinician must be able to read and analyse the CBCT, depending upon technicians, software or radiologist specialist (who are not present with you intra-operatively)
  - Bone assessment quality and quantity
  - Know where the nerve is. Nerve localization, risk factors when assessing IAN position (mental loop, characteristics of IAN position in various sites of mandible) and Parasymphyseal zone that is of high risk.
  - The accuracy of estimating the position of the IDC based on plain films or CT scans is highlighted in the radiographic assessment section
  - Safety zone- the recommendation is 2 mm (by ITI and ADI), which may be insufficient considering that most-implant drills are 1.5 mm longer than implants. This increases the risk perforation of a canal surrounding IDC or even direct perforation and damage to the nerve
- Selection of implants 10 mm + (short implants <8 mm to simplify procedure and minimize morbidity)

B. Surgical procedure should include the execution of
- Local Anaesthesia (use infiltration LA techniques to allow patients to notify the surgeon or intraoperative neuralgia; if pain is reported, intra-operatively stop surgery and reassess preparation depth and width)
- Flap design
- Use surgical guides to minimize morbidity
- Surgical stents [43]
- Using intra-operative radiographs, ITI recommends stopping drilling after 60% of planned depth and reassess with bed marker and Long cone PeriApical radiograph
- Drill stops [44]

C. Post-operative care should attend to
- Early post-operative recognition of neuropathy (HOMECHECK).
- Prompt management of neuropathy (removal of implant if indicated) [44]
  - Acute phase
  - Late phase
- Early or late post-operative infection

Lesões nervosas relacionadas com a extração do terceiro molar mandibular

Os nervos em risco de lesão na extração dos terceiros molares inferiores são os nervos terminais do terceiro ramo do nervo trigémeo, ou seja, o nervo dentário inferior (NDI) e o nervo lingual (NL). O risco relatado de défice neurosensorial varia de 0,26 a 8,4% para o NDI e de 0,1 a 22% para o NL [7]. Os doentes com lesão do NDI sofrem de parestesia, anestesia ou disestesia no lábio, queixo ou gengiva do lado afetado, enquanto os doentes com lesão do NL apresentam um défice de sensibilidade na metade homolateral da língua, com ou sem alteração do paladar [7]. As lesões transitórias e permanentes devem ser diferenciadas; as lesões permanentes permanecem frequentemente após 6-12 meses, não sendo expetável uma recuperação espontânea nestes casos.

A lesão do LN ou do IDN durante a extração de terceiros molares está entre as causas mais frequentes de litígio em medicina dentária. Numerosos estudos publicaram resultados muito variáveis sobre os factores de risco relacionados com o défice neurosensorial na cirurgia dos terceiros molares inferiores. O objetivo de uma recente revisão da literatura foi identificar e analisar estudos sobre os factores relacionados com a lesão do NDI e/ou do LN na extração dos terceiros molares inferiores, permitindo aos clínicos tomar medidas adequadas para minimizar este risco. Foram identificados vários factores de risco radiológicos que aumentam o risco de lesão nervosa durante a remoção em dez vezes (de 0,2 a 2% de lesão permanente e 2-20% de lesão nervosa temporária) .

Factores-chave

que podem estar implicados na lesão do nervo após a cirurgia do terceiro molar inferior foram classificados em quatro grupos:

- Avaliação do risco - técnicas radiográficas de diagnóstico.

- Factores de risco de lesão do IDN.

- Factores de risco de lesão do LN.

- Abordagens cirúrgicas alternativas .

Avaliação de riscos -

Uma revisão recente incluiu três estudos de coorte e vários ensaios clínicos aleatórios (RCTs) sobre a influência das técnicas radiográficas de diagnóstico. Em geral, chegaram a conclusões semelhantes, concluindo que a não utilização da CBCT não era um fator de risco adicional para lesões nervosas em doentes examinados por radiografia panorâmica convencional.

Korkmaz et al. e Lee et al. registaram uma menor frequência de lesões transitórias, mas não permanentes, do IDN quando também foi utilizada a TCFC. Isto pode dever-se ao facto de, nos casos em que a relação entre o terceiro molar e o IDN é duvidosa, não haver provavelmente contacto direto e a lesão resultar de pressão devido a hemorragia ou hematoma, pelo que a associação seria menos detetável na radiologia panorâmica. Em contrapartida, os casos de contacto direto são facilmente observados utilizando ambas as técnicas radiográficas.

Factores **do doente**

Vários autores referiram uma frequência significativamente menor de lesões nervosas com a idade mais jovem. Assim, não foram observados casos de lesão nervosa em doentes com idade inferior a 23 anos no estudo de coorte de 1050 doentes efectuado por Zhang et al. , enquanto Kjolle et al. confirmaram uma associação significativa com a idade ($p = 0{,}007$), encontrando uma maior frequência de lesão permanente em doentes com idade superior a 30 anos. Esses achados podem ser atribuídos a uma maior dificuldade da cirurgia em idades mais avançadas, devido a uma maior probabilidade de hipercementose, menor elasticidade óssea e, sobretudo, formação completa da raiz, além de menor vascularização, reduzindo a capacidade regenerativa do nervo. No entanto, outros pesquisadores não encontraram relação significativa com a idade, embora o tamanho das amostras fosse menor do que o dos estudos citados anteriormente. Todos os artigos revistos observaram uma maior frequência de lesões nervosas no sexo feminino, embora esta diferença só tenha sido estatisticamente significativa ($p = 0{,}005$) na análise de regressão logística múltipla de 320 casos realizada por Selvi et al. As diferenças de género têm sido atribuídas à mandíbula geralmente mais pequena das mulheres, o que implica um intervalo menor entre a raiz do molar e o NDI.

Anatómico

O canal mandibular é evidentemente mais suscetível à lesão nervosa com maior profundidade e, portanto, maior proximidade do terceiro molar impactado, reduzindo a acessibilidade e visibilidade cirúrgica. Uma associação estatisticamente significativa foi demonstrada pelos três artigos que estudaram esse fator de risco. Um maior risco de lesão do NDI foi associado com impactações mesioangulares e com impactações horizontais, mas essas associações não foram consideradas estatisticamente significativas.

Factores radiológicos

Em 1990, Rood e Shehab propuseram sete sinais radiológicos identificáveis por radiografia panorâmica, que indicam uma relação estreita entre o terceiro molar inferior e a PID: estreitamento da raiz, escurecimento da raiz, escurecimento do ápice e imagens bifd, alterações na direção da raiz, estreitamento do canal dentário, desvio do canal dentário e interrupção da linha branca do canal dentário. Apenas quatro destes sinais foram relatados como indicadores significativos de risco de NDI nos artigos revistos: interrupção da banda radiopaca do canal, desvio do canal, escurecimento da raiz e estreitamento do canal mandibular. Em contraste, um estudo retrospetivo realizado por Pippi et al. constatou que nenhum destes sinais estava significativamente associado a lesões nervosas, mesmo quando dois ou mais eram observados. Os sinais radiológicos da TCFC também foram associados a danos no NDI. A deteção do contacto entre o terceiro molar inferior e o canal mandibular tem sido considerada como potencialmente influente na lesão nervosa resultante, que é associada por Kim et al. a um risco 21 vezes maior de parestesia. Vários estudos associaram a lesão nervosa à posição lingual do canal mandibular em relação à raiz do terceiro molar, atribuída à maior probabilidade de interrupção do córtex do canal mandibular devido à direção das manobras de extração. O ECR relatado por Ghaeminia et al. constatou que o risco de lesão nervosa era 16 vezes maior quando a localização era lingual versus vestibular. Para além disso, alguns autores descreveram um maior risco de lesão do NDI para canais em forma de haltere versus canais redondos, ovais ou em forma de gota.

Factos **essenciais**

Existem sete sinais radiológicos identificáveis por radiografia panorâmica, que indicam uma relação estreita entre o terceiro molar inferior e o IDN: estreitamento da raiz, escurecimento da raiz, escurecimento do ápice e imagens bifd, alterações na direção da raiz, estreitamento do canal dentário, desvio do canal dentário e interrupção da linha branca do canal dentário.

Cirúrgico

Dois estudos relacionaram o tipo de anestesia com a lesão do IDN. Nyugen et al. encontraram uma frequência significativamente maior ($p = 0,007$) de danos permanentes na cirurgia de terceiros molares inferiores sob anestesia geral versus anestesia local, e Costantinides et al. relataram um risco 2-16 vezes maior de lesão do NDI sob a primeira. Uma explicação é que a ausência de feedback do paciente com anestesia geral significa que os cirurgiões estão menos conscientes da força aplicada. Hasegawa et al. [69] observaram uma taxa de lesão do NDI significativamente maior ($p < 0,05$) em pacientes com versus sem exposição do nervo durante a cirurgia. No entanto, Pippi et al. relataram lesões nervosas em apenas 6,5% dos casos em que o nervo foi exposto contra 9,3% dos casos em que não foi, sugerindo que a exposição do NDI pode simplesmente refletir a proximidade do dente e do nervo e não pode, por si só, ser considerado um indicador de potenciais danos no nervo. Três estudos associaram a hemorragia durante a extração de terceiros molares à lesão do NDI, sem elucidar se a hemorragia resultou de uma fratura do canal mandibular, de um hematoma ou de outras causas de compressão do nervo.

No que diz respeito à experiência do clínico, Nguyen et al. encontraram uma frequência significativamente maior de lesão permanente do NDI ($p = 0,026$) entre dentistas inexperientes em comparação com especialistas orais ou cirurgiões maxilofaciais, possivelmente relacionada com força inadequada e menor controlo instrumental nas mãos daqueles com menos experiência. O mesmo estudo também explorou o efeito da duração da cirurgia, encontrando uma maior taxa de lesão nervosa quando esta era superior a 20 minutos (desde a incisão até à extração completa do dente), principalmente porque um tempo cirúrgico mais longo implica uma extração mais desafiante. No que diz respeito à abordagem cirúrgica, Jain et al. relataram uma taxa de lesão nervosa significativamente maior (p = 0,04) em pacientes que foram submetidos à odontosecção em comparação com aqueles que não foram. Isto pode ser explicado pela ostectomia menos extensa frequentemente associada a este procedimento, embora a odontossecção possa ser um fator de risco direto para a lesão do NDI na extração de terceiros molares horizontais.

Factores de risco de lesões do LN -

Demografia Um estudo prospetivo realizado por Charan Babu et al. indicou que a idade avançada era um fator de risco significativo para a lesão do LN (p < 0,05), mas Kjoelle et al. não encontraram diferenças na lesão permanente do nervo entre os grupos etários. Não foram encontradas diferenças significativas entre os géneros na taxa de lesão do LN em nenhum estudo. Anatómicos Charan Babu et al. observaram um risco significativamente (p) mais elevado de lesão do LN com uma maior profundidade de impactação, atribuído à extração mais difícil e, por conseguinte, a uma osteotomia mais extensa. Foi observada uma maior taxa de lesão do LN para impactações distoangulares [geralmente devido à extração mais difícil] e para extracções horizontais, possivelmente devido à maior quantidade de osso removido. No entanto, estas associações não foram estatisticamente significativas. Osunde et al. e Yadav et al. relataram uma taxa de lesão do LN significativamente maior (p < 0,01, p < 0,001 e p < 0,001, respetivamente) em pacientes que foram submetidos à retração do retalho lingual antes da extração do terceiro molar do que naqueles que não foram. Esta lesão foi considerada transitória no RCT de Shad et al. , que sugeriu que uma lesão permanente pode ser produzida quando o retalho lingual não é separado do osso. Alguns estudos observaram uma associação significativa entre um maior risco de lesão do LN e a necessidade de odontosecção na cirurgia do terceiro molar.

Prognóstico das lesõesnervosas

Não é possível classificar o grau ou o resultado de uma lesão do nervo sensorial com base na apresentação dos doentes no início do período pós-lesão. Tal como acontece com os doentes com dor no membro fantasma, que podem expressar a inexistência ou a existência de um membro com "sensação normal" (após amputação, a lesão nervosa mais catastrófica) com ou sem dor, dormência ou sensação alterada, estes sintomas não reflectem o grau de lesão ou o prognóstico. Assim, para avaliar os resultados finais da lesão nervosa, o doente deve ser reavaliado e/ou tratado, se indicado. .

Lingual nerve injury
　　Increased patient age
　　Increased duration surgery
　　Lingual access surgery
　　Inexperience of surgeon
　　Distoangulation of third molar
　　Depth of impaction
Inferior alveolar nerve injury
　　Proximity of tooth root to inferior dental canal
　　Increased patient age
　　Increased duration surgery
　　Inexperience of surgeon
　　Distoangulation of third molar
　　Depth of impaction

Factores de risco para lesões nervosas relacionadas com os

Procedure	Recovery rate
Third molar surgery [7]	IANI – 67%; LNI – 72% Buccal access TMS LIN – Lingual access TMS 88%
Mandibular fractures [7]	IANI – 91%
Orthognathic surgery	IANI – 87% Bilateral sagittal split osteotomy (BSSO) IANI (patients 80–92%)
Local anaesthesia inferior dental block (mainly Lidocaine) [14]	75%
Implant-related IANI [87]	Complete recovery – 50% Partial recovery – 44% No change – 6%

Taxas de resolução de lesões do nervo alveolar inferior

O momento da intervenção e o mecanismo da lesão são fundamentais para a tomada de decisões no tratamento das lesões do nervo trigémeo

Table 25.5 Timing for intervention of Trigeminal nerve injury

Event	Recovery	
Endodontic	<24–36 h	Remove tooth and remove over fill or over instrumentation
Implant	<24–36 h	Remove implant
Wisdom teeth- inferior alveolar nerve injury	<2 weeks	Consider earlier intervention
Radiographic evidence of retained tooth fragments or IDC damage		Access via extraction socket and remove retained roots ± repair nerve
Wisdom teeth -lingual nerve injury	>3–6 months	Consider earlier intervention
If CBCT confirmation of breech, lingual plate	Consider earlier intervention	Access via extraction socket and remove retained roots ± repair nerve
Local anaesthetic nerve injuries (LN or IAN)		Therapeutic management only
Orthognathic nerve injuries		Therapeutic management only
Mandibular fracture nerve injuries		Therapeutic management only

1. O aconselhamento é a ferramenta mais útil e eficaz para gerir os doentes com lesões problemáticas dos nervos sensoriais permanentes.

2. A intervenção médica está indicada para os doentes com dor ou desconforto ou com ansiedade e/ou depressão relacionadas com a dor crónica. No entanto, devido aos múltiplos efeitos secundários nocivos da medicação para a dor crónica, menos de 18% dos doentes mantêm a adesão à medicação. - aguda (médica), - tardia (tratamento da dor crónica com intervenções psicológicas).

3. A intervenção cirúrgica é indicada para: - Reparação cirúrgica imediata de uma lesão nervosa suspeita ou conhecida ou de um defeito cirúrgico pretendido após a remoção de um tumor benigno ou de um traumatismo recente.

- Remoção do implante.

- ou sobredente ou dente tratado com RCT com 36 h se estiver relacionado com o desenvolvimento de neuropatia. - No prazo de 2-4 semanas, a exploração se a apresentação clínica de neuropatia persistente for primordial e o acompanhamento radiográfico não for necessário; no entanto, se houver evidência na CBCT de rutura da placa lingual ou IDC, considerar ação imediata - exploração do nervo ± reparação; - Doentes com neuropatia do nervo lingual com evidência na CBCT de danos na placa lingual adjacente ao local da cirurgia do terceiro molar.

- Nervo alveolar inferior com raízes retidas ou evidência de inclusões ósseas ou compressão do IDC.

- No prazo de 3 meses após a lesão;

- Lesões do nervo dentário lingual ou inferior que não se resolvem: Cirurgia exploratória para lesões do nervo lingual ou do nervo alveolar inferior no prazo de 3 meses após a lesão. A intervenção cirúrgica não é eficaz para a dor neuropática e, se esta for a força motriz da procura de cirurgia, deve ser reconsiderada

. - Foram relatados resultados empolgantes de aloenxertos em lesões do nervo lingual e do nervo alveolar inferior. Utilizando um aloenxerto cadavérico pré-preparado e tratado em humanos, o NID e o NAL podem ser reparados com tensão mínima. Isto é efectuado utilizando microscopia e descrito em várias publicações por John Zuniga e Michael Miloro. É provável que este seja o tratamento de escolha se a reparação for indicada e não for possível efetuar uma reanastomose direta, mais frequentemente no caso do NID. Uma das principais questões relacionadas com a reparação do nervo é a identificação precoce do neuroma relacionada com os sintomas do doente e a conetividade do próprio nervo, ou seja, se o nervo está efetivamente a funcionar. Os desenvolvimentos recentes com a Neurografia por Ressonância Magnética (MRN) permitiram ao cirurgião identificar a lesão nervosa e a funcionalidade neural para facilitar uma intervenção adequada e mais precoce na reparação do nervo e as implicações psicológicas causadas aos doentes afectados por **lesões** nervosas iatrogénicas.

NEVRALGIA DO TRIGÉMEO -

A nevralgia pode ser definida como uma dor paroxística, intensa e intermitente, normalmente confinada a ramos nervosos específicos da cabeça e do pescoço. O nervo trigémeo é responsável pela inervação sensorial do couro cabeludo, da face e da boca, e a lesão ou doença deste nervo pode resultar em perda sensorial e/ou dor. A nevralgia do trigémeo (NT), também designada por "Tic Douloureux", é considerada a nevralgia mais intensa e mais conhecida, que apresenta características clássicas de sensações agudas e lancinantes intensas, com ou sem dor em queimadura, em toda a face. É considerada como uma das condições dolorosas mais crónicas conhecidas no corpo. A dor, que muitas vezes é iniciada apenas por um leve toque numa área da pele, pode ocorrer a qualquer momento sem aviso prévio e, dependendo da gravidade da condição, a frequência dos ataques pode variar.

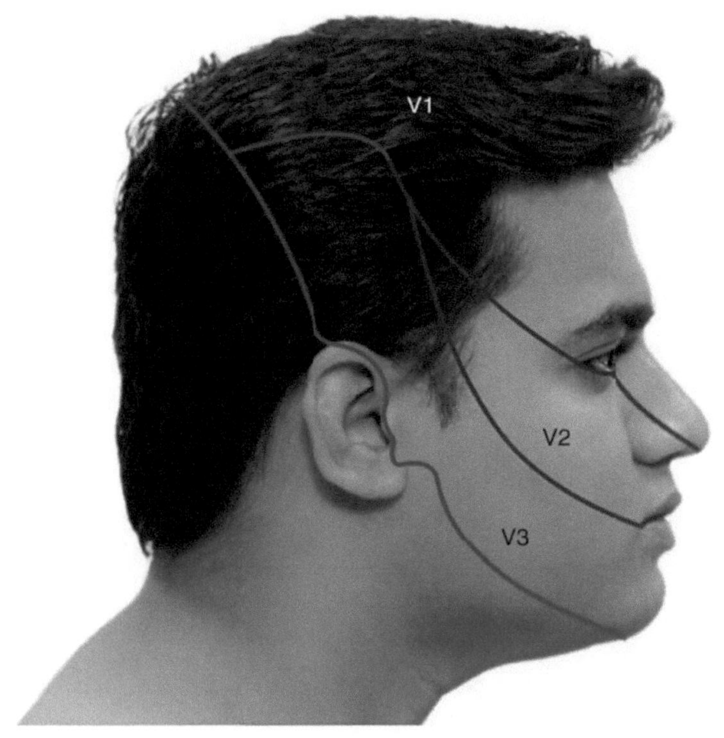

Diagrama da distribuição do nervo trigémeo

Table 25.2 Risk factors for implant-related nerve injury

A. Inadequate preoperative assessment and planning due to

- Surgeon lack of knowledge/inexperience/training
- Inadequate informed consent-all options provided and related risk benefit for each option of treatment. Implants are elective treatment. Sublingual haematoma that can require the need for tracheostomy post-implant treatment and rare events of death
- Lack of identification of existing pre-surgical neuropathy (especially important in edentulous patients)
- Poor planning in risk assessment and positioning the implant. A sectional DPT is recommended as a minimum for mandibular implant planning. If there is limited bone depth, a CBCT may be used to quantify and qualify bone density and volume.
  The clinician must be able to read and analyse the CBCT, depending upon technicians, software or radiologist specialist (who are not present with you intra-operatively)
  - Bone assessment quality and quantity
  - Know where the nerve is. Nerve localization, risk factors when assessing IAN position (mental loop, characteristics of IAN position in various sites of mandible) and Parasymphyseal zone that is of high risk.
  - The accuracy of estimating the position of the IDC based on plain films or CT scans is highlighted in the radiographic assessment section
  - Safety zone- the recommendation is 2 mm (by ITI and ADI), which may be insufficient considering that most-implant drills are 1.5 mm longer than implants. This increases the risk perforation of a canal surrounding IDC or even direct perforation and damage to the nerve
- Selection of implants 10 mm + (short implants <8 mm to simplify procedure and minimize morbidity)

B. Surgical procedure should include the execution of

- Local Anaesthesia (use infiltration LA techniques to allow patients to notify the surgeon or intraoperative neuralgia; if pain is reported, intra-operatively stop surgery and reassess preparation depth and width)
- Flap design
- Use surgical guides to minimize morbidity
- Surgical stents [43]
- Using intra-operative radiographs, ITI recommends stopping drilling after 60% of planned depth and reassess with bed marker and Long cone PeriApical radiograph
- Drill stops [44]

C. Post-operative care should attend to

- Early post-operative recognition of neuropathy (HOMECHECK).
- Prompt management of neuropathy (removal of implant if indicated) [44]
  - Acute phase
  - Late phase
- Early or late post-operative infection

Table 26.1 Branches of the 3 divisions of the trigeminal nerve

Nerve	Branches
V1—Opthalmic	
1. Frontal nerve	a. Supraorbital nerve
	b. Supratrochlear nerve
2. Lacrimal nerve	
3. Nasociliary nerve	a. Long Ciliary nerve
	b. Anterior and Posterior Ethmoidal nerves
	c. Infratrochlear nerve
V2—Maxillary	
1. Meningeal Branches	
2. Ganglionic Branches	a. Greater Palatine nerve
	b. Lesser Palatine nerve
	c. Nasopalatine nerve
	d. Nasal Branches
3. Posterior Superioer Alveolar nerve	
4. Infraorbital nerve	a. Anterior Superior Alveolar nerve
	b. Middle Superior Alveolar nerve
5. Zygomatic nerve	a. Zygomaticofacial nerve
	b. Zygomaticotemporal nerve
V3—Mandibular	
1. Nervous Spinosus	
2. Motor Branches	
3. Anterior Division	a. Nerve to Lateral Pterygoid
	b. Masseteric nerve
	c. Deep Temporal nerve
	d. Buccal nerve
4. Posterior Division	a. Auriculotemporal nerve
	b. Lingual nerve
	c. Inferior Alveolar nerve
	i. Nerve to Mylohyoid
	ii. Mental nerve

Etiologia da Nevralgia do Trigémeo

Compressão **neurovascular**

A bainha de mielina envolve os nervos cranianos, formada por oligodendrócitos no sistema nervoso central e por células de Schwann no sistema nervoso periférico. A principal função da bainha de mielina é proporcionar isolamento mecânico e suporte metabólico aos axónios. Esta bainha de mielina na zona de transição (ZT), entre o sistema nervoso central e o periférico, é uma área vulnerável no contexto de compressões neurovasculares. A ZT é mais relevante e nem sempre está localizada na mesma posição que a zona de entrada da raiz (ZER) [2].

Tumor e quisto

A etiologia dos tumores isolados na NT varia entre 0,8 e 11,6%, mas aumenta para 5,7 a 13,4% quando estão presentes aneurismas, angiomas ou malformações vasculares. Os tumores podem causar NT por compressão, envolvimento da raiz nervosa, compressão neurovascular e/ou irritação química relacionada com factores neoplásicos.

Diabetes Mellitus

O envolvimento da neuropatia diabética é mais comum no 3°, 4° e 6° nervos cranianos do que no nervo trigémeo. Os doentes diabéticos tendem a ter mais dor neuropática do que dor nevrálgica, que pode apresentar-se como quente, ardente, eléctrica com sensação de alfinetes e agulhas, especialmente nas áreas periféricas, como as mãos e as pernas. Muitas vezes, esta dor tende a ser bilateral e pode agravar-se à noite.

Herpes simples

A NT pós-herpética após o herpes zoster-zóster tem sido documentada [13] e pode apresentar-se como uma dor intensa persistente e ardente para os doentes. A reativação do vírus latente do herpes zoster a partir do gânglio da raiz dorsal resulta em NT que afecta o ramo oftálmico em mais de 80% dos casos. Quando os antivirais são administrados no prazo de 72 horas após o início da erupção cutânea, sabe-se que reduzem a duração da erupção cutânea, a dor e também a incidência de nevralgia pós-herpética

Factores de risco

Sexo

Foi salientado que a NT afecta mais as mulheres do que os homens [13].

Idade

Em doentes com mais de 80 anos de idade, os homens tendem a ter uma incidência mais elevada (45/100.000). Pode ser proeminente em todas as faixas etárias, mas, mais frequentemente, a NT afecta indivíduos com mais de 50 anos de idade. Aproximadamente 70% dos doentes desenvolvem NT após os 60 anos de idade e sabe-se que a incidência de NT aumenta com a idade, tendo sido salientado que esta doença é rara em pessoas com menos de 40 anos de idade. Por conseguinte, este facto é muito importante, pois sugere que a esclerose múltipla pode estar presente em doentes mais jovens que sofrem de NT

Factores **iniciadores**

A dor sentida pode ser precipitada por áreas de gatilho ou por factores de toque ligeiro em áreas específicas do rosto, e os doentes evitam frequentemente estas acções, que podem sentir como causa dos ataques.

These activities may include:

Shaving
Applying make-up or face cream
Brushing the teeth
Speaking
Smiling
Yawning
Face washing
Swallowing
Vibration
Exposure to cold such as cold wind, breeze on the face
or air conditioning
Eating, chewing or biting into something
Touching or washing certain areas of the face

The classical symptoms of trigeminal neuralgia are as follows:

- Severe shooting or stabbing pain, which may feel like an 'electric shock' on a focussed part or wider area of the face.
- Pain usually only affects one side of the face at one time.
- Bouts of pain may last from a few seconds to several minutes.
- Spontaneous attacks of pain may occur with or without triggers.
- As time progresses, the painful attacks may increase in frequency and intensity.

Site/localization	Can the pain be localized to a specific area?
Onset	Sudden or gradual? when—day/night/spontaneous?
Characteristic of pain	Sharp, stabbing and dull ache
Radiation	Does the pain radiate elsewhere?
Associated signs and symptoms	Any associated signs or symptoms?
Timing/duration	Seconds/minutes/hours? (constant, paroxysmal-recurrent and slowly/rapidly progressive)
Exacerbating or relieving factors	Does anything make it better/worse?
Severity	How intense is the pain? Scale 1–10

Ferramenta de avaliação Soccrates

Gestão

Gestão **médica**

Foi salientado que a primeira linha de tratamento da nevralgia do trigémeo continua a
ser o tratamento farmacológico.

Baclofen
Dextromethorphan
Lamotrigine
Gabapentin
Pregabalin
Sumatriptan
Levetiracetam
Eslicarbazepine
Pimozide
Proparacaine
Tizanidine
Tocainide
Topiramate

Carbamazepina e Oxcarbazepina

Com base nas provas existentes, a carbamazepina, também conhecida pelo nome
comercial "Tegretol", é um medicamento anticonvulsivo utilizado principalmente no
tratamento da epilepsia [e continua a ser o medicamento de eleição para o tratamento
padrão de primeira linha da nevralgia do trigémeo em doentes com mais de 18 anos de

idade [13]. Considera-se que a carbamazepina é útil para o diagnóstico se ocorrer uma resolução completa ou uma redução dos sintomas após a sua utilização. No entanto, a carbamazepina deve ser utilizada profilaticamente e de forma contínua durante longos períodos, sendo prescritas doses diferenciadas para cada doente em função da sua resposta. A carbamazepina deve ser utilizada com precaução e, como não é um analgésico, não é adequado utilizar este medicamento durante um episódio de dor para alívio, uma vez que não terá um efeito analgésico nos sintomas. Os doentes podem muitas vezes interpretar mal o objetivo do medicamento, o que, por sua vez, realça a importância da comunicação com o doente. O mecanismo da medicação, as instruções em termos de titulação da dosagem, o tempo de efeito e os possíveis efeitos secundários adversos associados à sua utilização devem ser realçados. De acordo com as directrizes actuais, tais como as do NICE [13], foi aconselhado que, se não forem evidentes sintomas sinistros ou de fagulha vermelha e se a carbamazepina não for contra-indicada para o doente, pode ser proposta a seguinte orientação de dosagem - 100 mg até duas vezes por dia, titulados em incrementos de 100 a 200 mg de 2 em 2 semanas até que a dor seja aliviada - 200 mg três ou quatro vezes por dia (600-800 mg por dia) é considerada, na maioria das pessoas, a dose de escolha suficiente para controlar a dor - 1600 mg de dose máxima por dia - Quando a dor estiver em remissão, a dose deve ser gradualmente reduzida para o nível de manutenção mais baixo possível ou mesmo interrompida até que ocorra um novo episódio.

Gabapentina

É conhecida pelo seu papel eficaz no tratamento da dor neuropática, especialmente na nevralgia pós-herpética, mas há falta de provas do seu papel no tratamento da NT. Existe um ensaio aleatório controlado que mostra uma melhoria no controlo da dor com menos efeitos secundários. Este estudo comparou a utilização da combinação de gabapentina e ropivacaína injetada nos pontos de gatilho com a gabapentina isolada [18] .

Baclofeno

O baclofeno é utilizado para controlar os sintomas da EM e, por isso, é geralmente aceite para utilização em doentes com EM com TN. Pode controlar bem os sintomas sem adicionar carbamazepina. Os seus efeitos secundários incluem sedação e perda de tónus muscular e a interrupção abrupta pode causar convulsões e alucinações.

Lamotrigina

A lamotrigina é utilizada quando a carbamazepina não é bem tolerada, ou é utilizada como complemento da carbamazepina quando esta não é eficaz por si só. Não existem provas suficientes para apoiar a utilização da lamotrigina em estudos efectuados em doentes com NT [18].

Gestão cirúrgica

Uma intervenção cirúrgica bem sucedida da NT é determinada pela eliminação da dor. As opções cirúrgicas atualmente disponíveis são

1. Invasive technique:
   (a) Open:
       (i) Microvascular decompression
   (b) Percutaneous:
       (i)   Radiofrequency rhizotomy
       (ii) Retrogasserian glycerol rhizotomy
       (iii) Balloon compression of trigeminal nerve
       (iv) Stereotactic radiosurgery—Gamma knife
2. Non-invasive technique:
   (i)   Peripheral neurectomy
   (ii) Alcohol injections
   (iii) Cryotherapy
   (iv) Selective radiofrequency thermocoagulation

Rizotomia **com glicerol**

Este procedimento foi descoberto por acaso por Håkansson e colegas enquanto trabalhavam na radiação gama estereotáxica para a NT. Utilizaram glicerol misturado com pó de tântalo como marcador radio-opaco para visualizar a cisterna do trigémeo e descobriram que também abolia a dor. Publicaram a primeira série de 75 doentes com um seguimento médio de 18 meses. Este procedimento é efectuado sob anestesia local com sedação. À semelhança de outros procedimentos percutâneos no tratamento da NT, o objetivo é colocar a agulha com segurança no gânglio gasseriano. A vantagem de ser feito acordado permite ao doente sentar-se e é injectada uma pequena dose de glicerol estéril em pequenos incrementos. Pode ser utilizado um total de 0,1-0,4 ml, consoante o número de divisões envolvidas. Os doentes permanecem sentados até 2 horas para permitir que o glicerol chegue à raiz pretendida. Este método é bem tolerado, com uma mortalidade negligenciável. As complicações mais comuns são meningite, paralisia dos nervos cranianos, hematomas locais, reativação do herpes labial e fraqueza permanente do masseter.

Neurectomia **infra-orbital**

As neurectomias periféricas são uma opção segura e rentável para os doentes com co-morbilidades médicas, para os idosos e para a população onde não existem centros neurocirúrgicos altamente qualificados. O alívio da dor pode durar de 15 a 24 meses. A perda de sensibilidade e as recidivas estão associadas à neurectomia periférica. Estas são efectuadas por cirurgiões orais e maxilofaciais, e a avaliação dos seus benefícios em relação às intervenções neurocirúrgicas centrais é pouco conhecida. O acesso ao nervo infra-orbital é obtido através de uma abordagem vestibular maxilar. O forame infraorbitário é identificado quando está a sair do forame e o nervo é libertado do forame através da elevação do periósteo à sua volta. Deve ter-se o cuidado de garantir que não há "tração" do tronco do nervo a partir do canal infraorbitário. O enrolamento do nervo também é uma prática comum, mas a secção do nervo é efectuada para eliminar a sensação de toque, não sendo necessário remover a porção do nervo do canal infraorbitário.

O nervo é então seccionado com diatermia para obter um campo sem sangue e os ramos do nervo no lado do tecido mole podem ser fechados libertando o periósteo circundante para evitar a regeneração. Do mesmo modo, o canal infraorbitário pode ser obturado com cera de osso ou com lascas de osso esculpidas à volta do canal.

Neurectomia **do nervo alveolar inferior ou do nervo mental**

Ali FM et al. sugerem a neurectomia periférica num contexto rural onde não existem instalações neurocirúrgicas altamente treinadas e equipadas. Trata-se de uma opção eficaz para os doentes idosos e que estão relutantes em optar por uma intervenção neurocirúrgica.

Neurectomia alveolar inferior através do acesso de Ginwala

Este procedimento é efectuado sob anestesia local, com acesso ao aspeto medial do ramo através de uma incisão em forma de Y invertido. Uma vez efectuada a incisão, a aba mucoperiosteal é levantada ao longo da face anterior do ramo. O tendão do temporal e o músculo pterigoide medial são levantados do osso para acesso à língula e, depois de o nervo alveolar inferior ser dissecado e libertado dos tecidos circundantes, o feixe neurovascular é pinçado e cortado abaixo da pinça por eletrocoagulação para obter hemostase. Em seguida, efectua-se uma incisão separada no sulco bucal para identificar o forame mental e a extremidade do feixe vascular inferior é identificada e dissecada dos tecidos circundantes. O feixe é então pinçado e seccionado para retirar o feixe neurovascular do canal.

Crioterapia

Os procedimentos periféricos no tratamento da NT resultam em perda sensorial permanente com o objetivo de obter resultados sem dor, pelo que se procuraram formas alternativas. A criocongelação é realizada nas terminações nervosas expostas cirurgicamente com temperaturas de -50 a -70 °C [104]. A literatura mostra que este procedimento é bem tolerado pelos doentes; no entanto, os resultados não são óptimos. Num estudo publicado em 1988, 145 doentes foram submetidos a 348 sessões, das quais 56% fizeram mais do que uma sessão. O efeito de ausência de dor durou menos de 6 meses em metade dos doentes e, aos 12 meses, apenas 27% estavam isentos de dor. É também importante notar que 61% dos doentes continuaram a tomar os seus medicamentos anteriores. O tratamento é bem tolerado pelos doentes, que estão dispostos a submeter-se a criocongelações repetidas, e a vantagem distinta é o facto de a lesão nervosa ser reversível. É provável que a reconexão dos ramos nervosos adjacentes seja a razão para a recorrência da dor. Embora a sensação seja preservada e a lesão nervosa seja reversível, os seus resultados ficam aquém de outros procedimentos periféricos. Foi referido que 4% dos doentes desenvolveram infecções pós-operatórias que justificaram antibioterapia e que cerca de 40% sofreram, alguns, de dores que vão desde a sensação de queimadura, alfinetes e agulhas até sintomas como uma dor surda

. Em suma, apesar dos resultados obtidos pelos doentes com este procedimento e da sensação preservada, existem poucas provas que apoiem este procedimento no papel de gestão da NT quando estão disponíveis outros procedimentos cirúrgicos.

Conclusões

Infelizmente, nenhuma destas intervenções "fx" o doente, mas o objetivo é gerir os seus sintomas o melhor possível, melhorar a função e dar-lhe tempo para se adaptar a estes acontecimentos infelizes, o que muitas vezes não é muito satisfatório. Esta dissertação teve como objetivo reconhecer e partilhar algumas questões-chave em torno das lesões iatrogénicas do nervo trigémeo e fornecer algumas mensagens-chave para levar para casa, incluindo:

• A dor neuropática, bem como a alteração da sensação e o entorpecimento, é o que a maioria dos doentes experimenta com a lesão iatrogénica dos nervos sensoriais. Este facto tem um efeito significativo e desagradável para o doente (melhore o seu consentimento!)

• A maioria das lesões iatrogénicas dos nervos é evitável.

• As lesões do nervo alveolar inferior relacionadas com a implantologia e a dentisteria endodôntica são permanentes e "irreparáveis", a não ser que sejam tratadas rapidamente no prazo de 30 horas.

- Devido aos problemas significativos que se seguem à lesão do nervo, as estratégias pré-operatórias para minimizar o risco de lesão do nervo devem ser cuidadosamente consideradas. O planeamento perioperatório, a execução operatória e os cuidados pós-operatórios têm de ser melhorados para minimizar e, esperemos, abolir estas lesões.

- São apresentadas várias estratégias para ajudar na prevenção de lesões nervosas.

- Há necessidade de um consenso e de uma normalização da avaliação e gestão dos riscos, de uma abordagem holística na gestão da dor, do efeito relacionado com a funcionalidade e das implicações psicológicas causadas aos doentes afectados por lesões nervosas iatrogénicas.

A NT é o tipo de dor mais grave que os seres humanos enfrentam por um toque inócuo sem qualquer força, e é debilitante ao ponto de ter sido descrita historicamente como "doença do suicídio" até ao desenvolvimento dos medicamentos e de vários procedimentos cirúrgicos na década de 1950. Como cirurgião de OMF, a obtenção de uma boa história clínica serve para excluir outras patologias potenciais, incluindo o foco dentário.

Os doentes podem apresentar-se inicialmente a um dentista dos cuidados primários ou a um médico com dores faciais, devendo estar cientes do tratamento médico e da equipa de cuidados secundários (especialistas em medicina oral, OMFS e neurologistas) envolvida para que seja tomada a medida adequada. Normalmente, apenas os doentes refractários à terapêutica medicamentosa ou que apresentem efeitos secundários inaceitáveis relacionados com os medicamentos serão encaminhados para os cuidados terciários, a fim de se considerar a realização de um procedimento cirúrgico central complexo. Os procedimentos cirúrgicos periféricos são adequados para as pessoas que não podem ou não querem submeter-se a procedimentos neurocirúrgicos complexos e dispendiosos.

Os procedimentos periféricos são seguros, com uma morbilidade mínima e quase nenhuma mortalidade; no entanto, há falta de provas que demonstrem a taxa de recorrência e as complicações associadas a longo prazo. O tratamento dos doentes com NT deve ser efectuado num contexto multidisciplinar para permitir que os doentes escolham a opção mais adequada para si.

É igualmente importante criar grupos de autoajuda que lhes permitam partilhar conhecimentos e informações para si próprios e para os seus familiares, de modo a obter os melhores resultados possíveis.

A NT é o tipo de dor mais grave que os seres humanos enfrentam por um toque inócuo sem qualquer força, e é debilitante ao ponto de ter sido descrita historicamente como "doença do suicídio" até ao desenvolvimento dos medicamentos e de vários procedimentos cirúrgicos na década de 1950.

Enquanto cirurgião de OMF, a obtenção de uma boa história clínica permite excluir outras potenciais patologias, incluindo o foco dentário. Os pacientes podem ser inicialmente apresentados a um dentista de cuidados primários ou a um médico com dor facial, e devem estar cientes do tratamento médico e da equipa de cuidados secundários (especialistas em medicina oral, OMFS e neurologistas) envolvida para que se possa tomar a atitude adequada.

Normalmente, apenas os doentes refractários à terapêutica medicamentosa ou com efeitos secundários inaceitáveis relacionados com os medicamentos serão encaminhados para os cuidados terciários para que seja considerada a possibilidade de um procedimento cirúrgico central complexo. Os procedimentos cirúrgicos periféricos são adequados para as pessoas que não podem ou não querem submeter-se a procedimentos neurocirúrgicos complexos e dispendiosos. Os procedimentos periféricos são seguros, com uma morbilidade mínima e quase nenhuma mortalidade; no entanto, faltam provas que demonstrem a taxa de recorrência e as complicações associadas a longo prazo.

O tratamento dos doentes com NT deve ser efectuado num contexto multidisciplinar para permitir que os doentes escolham a opção mais adequada para eles. É igualmente importante criar grupos de autoajuda que lhes permitam partilhar conhecimentos e informações para si próprios e para os seus familiares, de modo a obter os melhores resultados possíveis.

BIBLOGRAFIA

1.   Robinson LR. Lesão traumática dos nervos periféricos. Muscle Nerve . 2000;23(6):863-73.

2.   Nogueira RVB, Vasconcelos BC do E. Lesão do nervo facial após cirurgia para tratamento de anquilose da articulação temporomandibular. Med Oral Patol Oral Cir Bucal. 2007;12(2):E160-5.

3.   Baqain ZH, Abukaraky A, Hassoneh Y, Sawair F. Morbilidade do nervo lingual e cirurgia do terceiro molar inferior: Um estudo prospetivo. Med Princ Pract . 2010;19(1):28-32.

4.   Rizzo S, Lupi SM, Zampetti P. Lesões nervosas resultantes de cirurgia oral e implicações médico-legais. J Osseointegration . 2009 [citado 2024 Mar 27];1(3):86-94.

5.   Prabhu R, Sinha R, Chowdhury SK, Chattopadhyay P. Evaluation of facial nerve function following surgical approaches for maxillofacial trauma. Ann Maxillofac Surg . 2012;2(1):36.

6.   Lesão do nervo lingual após remoção do terceiro molar: Atrofia unilateral das papilas fungiformes Míriam Martos-Fernández 1. Alba de-Pablo. Garcia-Cuenca 2, M.-Socorro Bescós-Atín;

7.   Singh K. Hematoma - Uma complicação do bloqueio do nervo alveolar superior posterior. J Dent Probl Solut . 2015;015-6.

8.   Shahana RY. Lesão do nervo lingual durante a extração de terceiros molares - Uma revisão. Res J Pharm Technol . 2015;8(6):796.

9.   Anyanechi CE, Saheeb BD. Morbidade do nervo após cirurgia do terceiro molar inferior: Um estudo prospetivo de duas coortes de pacientes. J Neurol Neurosci . 2015;06(04).

10.   Samad A. Lesão do nervo lingual após remoção cirúrgica do terceiro molar inferior. Zanco J Med Sci . 2017;21(3):1884-8.

11.   Frequência da lesão do nervo lingual durante a extração do 3° molar mandibular sob anestesia local Ali Khan1, Hira Zaman2. Huma Aziz3

12.   Bloqueio do Nervo Alveolar Superior Posterior, um Dilema para os Dentistas - Relato de um Caso Thayyil Sivaraman Hrishi 1.

13.   Bloqueio do Nervo Alveolar Superior Posterior, um Dilema para os Dentistas - Relato de um Caso Thayyil Sivaraman Hrishi 1, Swati Gupta2.

14.   Moin A, Shetty A, Archana TS, Kale S. Lesão do nervo facial em abordagens da articulação temporomandibular. Ann Maxillofac Surg . 2018;8(1):51.

15.   Kim S, Chung S-Y, Youn S-J, Jeon Y. Tratamento com dexametasona para lesão bilateral do nervo lingual após intubação orotraqueal. J Dent Anesth Pain Med . 2018;18(2):115.

16.   Leung YY. Gestão e prevenção da lesão do nervo trigémeo relacionada com a cirurgia do terceiro molar: tempo para repensar. J Korean Assoc Oral Maxillofac Surg . 2019;45(5):233.

17.   Tojyo I, Nakanishi T, Shintani Y, Okamoto K, Hiraishi Y, Fujita S. Risco de lesões do nervo lingual na remoção de terceiros molares inferiores: um estudo retrospetivo caso-controlo. Maxillofac Plast Reconstr Surg . 2019;41(1).

18.   Ege B, Koparal M, Yavuz G, Keskinruzgar A, Geyik A, Turk B. Parestesia do nervo alveolar inferior devido a quisto radicular: Um caso e revisão da literatura. Ann Med Res . 2019;26(12):3042.

19.   Leung YY. Gestão e prevenção da lesão do nervo trigémeo relacionada com a cirurgia do terceiro molar: tempo para repensar. J Korean Assoc Oral Maxillofac Surg . 2019;45(5):233.

20.   Panchal KV. Prevalência de lesão do nervo mental em fracturas faciais: um estudo retrospetivo de 3 anos Shah. Navin S.

21.   Shah Navin S, Karan V. Prevalência de lesão do nervo mental em fracturas faciais: um estudo retrospetivo de 3 anos. Revista Internacional de Investigação em Ciências Médicas. 2019;7(12):4783-5.

22.   Atkins S, Kyriakidou E. Resultados clínicos da reparação do nervo lingual. Br J Oral Maxillofac Surg .2021;59(1):39-45.

23.   Shah CK, Gupta S, Prajapati BJ, Gupta DP, Prajapati V. Paralisia traumática do nervo facial: avaliação e tratamento cirúrgico. Int J Otorhinolaryngol Head Neck Surg . 2020;6(6):1111.

24.   Lesões dos nervos alveolar inferior e lingual: uma revisão narrativa do diagnóstico e tratamento Fırat Selvi1. Nelli Yildirimyan2 , John R. Zuniga;

25.   Estudo sobre a lesão do nervo lingual após a remoção cirúrgica do terceiro molar mandibular e como evitá-la - um artigo de revisão 1,*Dr. Sasikumar Ravi, 2Dr. Srivatsa Kenga Subbiah, 3Dr. Laavanya, e 4Dr. Mohammed Afradh;

Chalise U, Kharbuja R, Dhungel S, Bimb K. O nervo lingual em relação à região do terceiro molar inferior: Um estudo cadavérico. J Chitwan Med Coll . 2022;12(1):98-101.

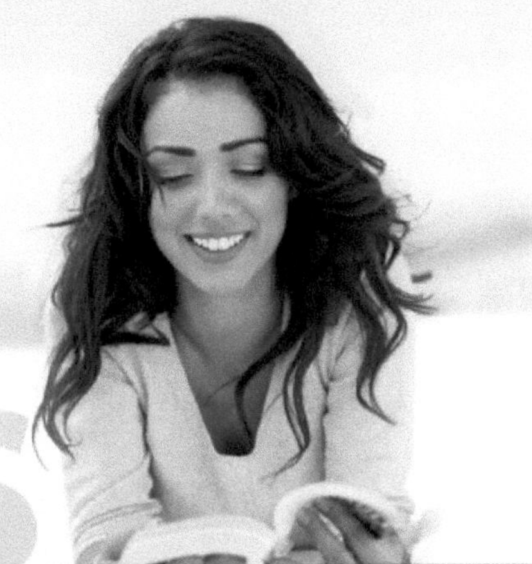

yes I want morebooks!

Buy your books fast and straightforward online - at one of world's fastest growing online book stores! Environmentally sound due to Print-on-Demand technologies.

Buy your books online at
www.morebooks.shop

Compre os seus livros mais rápido e diretamente na internet, em uma das livrarias on-line com o maior crescimento no mundo! Produção que protege o meio ambiente através das tecnologias de impressão sob demanda.

Compre os seus livros on-line em
www.morebooks.shop

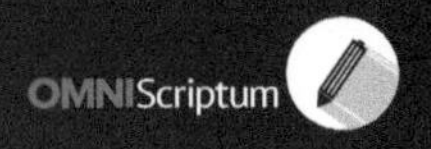